Das Low Carb NutriBullet Rezept Buch

Dr. Oliver Lahoud

Mike Schwingenschlögl

IMRESSUM

INHALT

FREUDE, TIEFER SCHLAF, ANTI STRESS BLASTS

BLASTS FÜR DETOX & ENTSCHLACKUNG

KLARES DEBKEN: NAHRUNG FÜRS GEHIRN

HAFTUNGSAUSSCHLUSS UND ALLERGIEHINWEIS

Die Benutzung dieses Buches und die Umsetzung der darin enthaltenen Informationen erfolgt ausdrücklich auf eigenes Risiko. Der Verlag, der Herausgeber und auch die Autoren können für etwaige Unfälle und Schäden jeder Art, die sich aus der Umsetzung bzw. der Anwendung der in diesem Buch angeführten Informationen (z.B. aufgrund fehlender Sicherheitshinweise), aus keinem Rechtsgrund eine Haftung übernehmen. Rechts- und Schadenersatzansprüche sind ausgeschlossen. Das Werk inklusive aller Inhalte wurde unter größter Sorgfalt erarbeitet. Dennoch können Druckfehler und Falschinformationen nicht vollständig ausgeschlossen werden. Der Verlag, der Herausgeber und auch die Autoren übernehmen keine Haftung für die Aktualität, Richtigkeit und Vollständigkeit der Inhalte des Buches, ebenso nicht für Druckfehler. Es kann keine juristische Verantwortung sowie Haftung in irgendeiner Form für fehlerhafte Angaben und daraus entstandenen Folgen vom Verlag, dem Herausgeber bzw. den Autoren übernommen werden.

Dieses Buch ist kein medizinisches Werk und ersetzt nicht den Besuch beim Arzt.

Die angeführten Rezepte können Schalenfrüchte u.a. Mandeln, Haselnüsse, Walnüsse und Cashewkerne, Sojaerzeugnisse, Senferzeugnisse, Erdnüsse, Milcherzeugnisse einschließlich Laktose und Schwefeldioxid u.a. in Trockenobst, enthalten. Verwenden Sie diese Produkte nicht, wenn Sie dagegen allergisch sind.

.

WENIGER KOHLENHYDRATE BEDEUTEN BESSERE GESUNDHEIT

Bis vor wenigen Jahren war man davon überzeugt, dass gesättigte Fette schlecht für unser Herz und unsere Arterien wären und noch dazu der Grund für ungewollte Gewichtszunahme sind. Diese Ansicht basierte auf der Denkweise „du bist was du isst". Somit erschien es nur logisch anzunehmen, dass wir fett werden, wenn wir fett essen.
Der menschliche Körper ist allerdings kein passiver Nahrungsempfänger. Nur weil man Hamburger isst, wird man kein Hamburger…

Der Körper hat einen Stoffwechsel und wandelt alles um, was wir ihm zuführen. Wir sind keineswegs was wir essen. Wir sind allerdings das, was der Körper aus dem macht was wir essen. Um es anders auszudrücken:

"Wir sind was wir verstoffwechseln!"

Die Supermarktregale sind voll von fettarmen Produkten. Sie alle sollen uns dünner machen. Die Wahrheit ist aber, dass der Durchschnittsmensch bei uns im Westen dicker wird; nicht schlanker! Ja, Fett enthält 9 Kilokalorien (kcal) pro Gramm, wohingegen Proteine und Kohlenhydrate nur 4 kcal pro Gramm haben. Auch daher erschien es logisch anzunehmen, dass eine Reduktion an Fett uns schlanker und gesünder machen würde. So viele Menschen entfernen hingebungsvoll alle Fettränder von einem Stück Fleisch bevor sie es verzehren. Ein ehrenwertes Bemühen, jedoch eines das zum Scheitern verurteilt ist wie wir aus leidvoller Erfahrung wissen. Fett ist ein Appetitzügler und nicht der Bösewicht der Fettleibigkeitsepidemie. Es ist lediglich ein naheliegender Verdächtiger.

Kohlenhydrate, Kohlenhydrate, Kohlenhydrate – Carbs sind das wahre Problem, sie verursachen das Desaster. Und jeder Supermarkt ist voll davon, unsere Lebensmittelgeschäfte schwimmen darin. Deswegen werden wir dicker, deshalb sind wir fett. Diese Situation ist der Hauptgrund warum 30% der Bevölkerung über Sechzig in der westlichen Welt unter Diabetes leiden. Wir überladen unseren Organismus mit Kohlenhydraten jeden Tag. Immer wenn wir zu viel Kohlenhydrate zuführen und sie nicht verbrennen, belasten wir unsere Bauchspeicheldrüse und verursachen Krankheit.

Dies geschieht nicht, wenn wir zu viel Fett essen. Inuit und Bewohner der Polarregionen nahmen über Jahrhunderte Unmengen an Fett zu sich, aßen aber keine Kohlenhydrate. Da man in der Arktis kein Getreide anbauen konnte, ernährten sie sich fast ausschließlich von fetten Fleisch- und Fischarten. Dennoch war Diabetes in diesen Gesellschaften völlig unbekannt, bis diese Menschen im Zuge der Moderne anfingen Kekse zu essen und vor Bildschirmen zu sitzen statt Fische zu fangen und Iglus zu bauen...

Neuste Ergebnisse der Ernährungsforschung erscheinen vielleicht noch überraschender. Nicht eine fettreiche, sondern eine kohlenhydratreiche Ernährung verursacht Herz-Kreislauferkrankungen und Gefäßsklerose. Mehr Fett und weniger Kohlenhydrate zu essen verbessert unsere Blutfettwerte (wie Cholesterin). Ich selbst war wie geschildert Diabetiker und halte nun eine Ultra-Low-Carb Diät. Dies bedeutet extrem wenig Kohlenhydrate aber eine Unmenge an gesättigten Fetten. Ich nahm an, dies würde mein Herzinfarktrisiko drastisch erhöhen. Doch alle Marker sagen das Gegenteil. Mein Cholesterinspiegel hat sich deutlich verbessert seit ich kaum mehr Kohlenhydrate, dafür aber Fette esse!

Die Moral scheint zu sein, dass beschränktes Wissen eine gefährliche Sache sein kann. So verhält es sich auch mit vereinfachten Schlussfolgerungen. Wir müssen in komplexeren Zusammenhängen denken, denn auch der Körper ist komplex. Wirklich ein beeindruckender Organismus der fähig ist zu reagieren. Wir müssen also unsere Impulse mit Bedacht setzen.

DER GESUNDHEITSNUTZEN DER NUTRIBULLET VARIATIONEN

Viele klinische Studien belegen, dass rohes Gemüse viele der großen Killer der heutigen Zeit bekämpft. Es hilft unter anderem signifikant beim Kampf gegen Krebs. Je mehr rohes Gemüse und je weniger Fleisch wir essen, desto besser kann unser Körper Tumoren vorbeugen bzw. sie bekämpfen. Während der Besetzung Norwegens durch die Deutschen im Zweiten Weltkrieg wurde eine wunderbare Studie durchgeführt. Sie zeigte, dass als Resultat der Beschlagnahmung aller Fleischvorräte durch die Wehrmacht, alle Arten von Krebs um mehr als 50% zurückgingen.

Rohes Gemüse hilft auch dabei, Herz-Kreislauferkrankungen zu bekämpfen. Es stellt dem Körper lebenswichtige Antioxidantien, Öle, Mineralstoffe und Vitamine zur Verfügung und ist einfacher zu verdauen als Hamburger oder Bratwürste. Das Problem dabei ist allerdings, dass es oft nicht so lecker schmeckt wie Hamburger oder Bratwürste, außer man röstet das Gemüse, überbackt es mit Käse, oder kocht es solange, bis fast all das Gute darin verloren gegangen ist.

Rettung naht! Hier kommt der NutriBullet ins Spiel. Er sorgt dafür, dass Gemüse fantastisch schmeckt. Ein Nutriblast kann genauso gut und belebend schmecken wie ein Steak mit Pommes Frites, ein Cappuccino mit Croissant oder eine Schokoladentorte mit Schlag. Ihre Mutter hätte Sie nie ermahnen müssen „iss dein Gemüse auf!", wenn Ihre Familie einen NutriBullet gehabt hätte.

Der Hersteller gibt eine Vielzahl gesundheitlicher Vorteile an. Ohne hier in medizinische Details gehen zu wollen kann eindeutig gesagt werden, dass der NutriBullet aus jedem Lebensmittel – egal ob Gemüse, Obst, Nüsse, Blattgrün oder Samen – all das Gute herausholen kann; und zwar ohne die feine biochemische Beschaffenheit dieser Lebensmittel zu zerstören, wie dies beim Kochen geschieht. Der NutriBullet ist kein Entsafter, kein Mixer, sondern ein ‚Extraktor'. Extraktor deshalb, weil dieses Gerät all die guten Wertstoffe die wir benötigen aus den Lebensmitteln für uns extrahiert. Wir kennen keine bessere Art fleischlose Lebensmittel zu verarbeiten. Die rotierenden Klingen brechen die Zellwende der Zutaten auf und ermöglichen so, dass der Zellinhalt direkt in unser Verdauungssystem gelangt. Sofern Sie nicht über Zähne verfügen, die 10.000 Umdrehungen pro Minuten schaffen, stellt der NutriBullet eine deutliche Verbesserung gegenüber normalem Kauen dar.

Es gilt hier auch die menschlich-psychologische Seite zu beachten. Für gewöhnlich sind wir den Dingen gegenüber loyal, die wir mögen. Der wichtigste Aspekt im Einzelhandel ist die Loyalität des Kunden einer Marke gegenüber. Endlich finden wir also ein Gemüse das wir halbwegs mögen, und plötzlich essen wir immer nur mehr dieses. Selbst wenn wir also etwas Blattgrün und Obst essen, tendieren wir immer wieder nur zu demselben, kleinen Teil dessen, was eigentlich in den Geschäften und auf Märkten verfügbar wäre. Es sind jene Sorten die wir kennen und einigermaßen mögen. ‚Was der Bauer nicht kennt isst er nicht‘ trifft in gewissem Maße auf uns alle zu.

Das Ziel dieses Buches ist es, den Leser zu ermutigen und ihm zu ermöglichen, die Zufuhr an Gemüse, Obst, Nüssen, Blattgrün und Samen täglich zu variieren. Zu diesem Zweck haben wir so viele Rezepte für köstliche Blasts und Smoothies zusammengestellt. Wenn Sie auch nur einen Teil dieser NutriBullet Rezepte probieren und täglich genießen, werden Sie von allem profitieren, was die Natur an Gemüse, Obst, Nüssen, Samen und Blattgemüsen zur Verfügung stellt.

ESSENTIELLE AMINOSÄUREN

Gewisse Aminosäuren (Proteine), Fettsäuren (Fett), Vitamine und Mineralstoffe können nicht vom Körper selbst hergestellt werden und müssen daher durch die Nahrung aufgenommen werden. Das ist ein Grund, warum Abwechslung in der Ernährung so wichtig ist. Der Verzicht auf einige essentielle Nahrungsmittel kann tödlich sein, selbst wenn man dabei zunimmt. Als Flüssignahrung modern wurde, verstarben einige Konsumenten die sich mehr als einen Monat so ernährten plötzlich, da sie keinen Vorrat an Aminosäuren mehr im Körper hatten.

Insgesamt gibt es 11 Aminosäuren: Tryptophan, Tyrosin, Threonin, Isoleucin, Histidin Leucin, Lysine, Methionin, Phenylalanin, Cystein und Valin. Diese Säuren verteilen sich relativ gleichmäßig auf alle Arten von Blattgrün. Während es stimmt, dass Fleisch und Milchprodukte mehr Proteine und daher mehr essentielle Aminosäuren pro Gramm im Vergleich zu Blattgrün haben, beinhalten sie jedoch weniger Protein pro Kilokalorie (kcal). Für Menschen die abnehmen wollen, Vegetarier, Veganer oder auch für Diabetiker sind Spinat, Kohl und Co. daher eine super Alternative.

Hier finden Sie einen Überblick über die empfohlene tägliche Verzehrmeng (RDA) und die Estimated Average Requirements (EAR) – die Referenzmenge - für Eiweiß für Männer (75kg) und Frauen (64kg). EAR ist der Durchschnittsbedarf für 50% aller Menschen (den Durchschnittsmenschen), RDA ist um 20% höher und passend für 97% aller Menschen. Alle Werte steigen linear an, wenn Sie also mehr wiegen, sollten Sie dementsprechend mehr Eiweiß zuführen:

Geschlecht	Alter in Jahren	Gewicht in kg	EAR in Gramm/Tag	RDA in Gramm/Tag
Mann	19 – 30	75	52g	64g
Mann	31 – 50	75	52g	64g
Mann	51 – 70	75	52g	64g
Mann	70+	75	65g	81g
Frau	19 – 30	64	38g	48g
Frau	31 – 50	64	38g	48g
Frau	51 – 70	64	38g	48g
Frau	70+	64	48g	60g
Schwangere Frau	k.A.	64	51g	64g
Stillende Frau	k.A.	64	56g	70g

Essentielle Aminosäuren sollten gemäß der folgenden Tabelle aufgenommen werden. Alle Angaben in Milligramm essentieller Aminosäuren pro Gramm Eiweißzufuhr:

Essentielle Aminosäuren	RDA in mg pro Gramm Eiweiß
Histidin	18mg
Isoleucin	25mg
Leucin	55mg
Lysin	51mg
Methionin + Cystein	25mg
Phenylalanin + Tyrosin	47mg
Threonin	27mg
Tryptophan	7mg
Valin	32mg

Für einen Mann um die 50 mit 75kg bedeutet dies einen RDA-Wert von 64 Gramm Eiweiß pro Tag. Die daraus resultierenden EAR-Werte für essentielle Aminosäuren sind somit:

Essentielle Aminosäuren	RDA in Gramm pro Tag für RDA 64 Gramm Eiweiß
Histidin	1.15g
Isoleucin	1.64g
Leucin	3.52g
Lysin	3.26g
Methionin + Cystein	1.60g
Phenylalanin + Tyrosin	3.01g
Threonin	1.73g
Tryptophan	0.45g
Valin	2.05g

Ein 200 ml Glas Vollmilch enthält zwischen 22-38% der empfohlenen Tagesdosis aller 11 essentiellen Aminosäuren (mit der Ausnahme von Cystein – 14%). Für einige unserer Blasts und Smoothies verwenden wir daher 200 ml Vollmilch.

Molke Eiweiß-Pulver kann den Smoothies zur Steigerung des Eiweißgehalts beigefügt werden. Dies mag speziell für Männer während einer niederkalorischen Diät notwendig sein. Gutes Molke Eiweiß-Pulver hat rund 76 Gramm Eiweiß pro 100 Gramm Pulver bei rund 387 kcal.

Essentielle Aminosäuren	Gramm pro 50 Gramm Molke Eiweiß-Pulver
Histidin	0.65g
Isoleucin	2.35g
Leucin	3.95g
Lysin	3.55g
Methionin + Cystein	1.60g
Phenylalanin + Tyrosin	2.05g
Threonin	2.5g
Tryptophan	0.50g
Valin	2.20g

50 Gramm Molke Eiweiß-Pulver hat zwar nur 38 Gramm Eiweiß, bringt aber darin die volle Menge RDA aller essentiellen Aminosäuren für einen 50jährigen Mann von 75kg. Die Ausnahmen sind hier Phenylalanin + Tyrosin – nur 68% (2.05g) RDA (3,01g) – und Histidin – nur 56% (0.65g) RDA (1.15g).

Aus diesen Gründen nehmen Bodybuilder Proteinshakes zu sich. Aber auch all jene die abnehmen wollen können davon profitieren. Frauen können 20 Gramm Molke Eiweiß und Männer 30 Gramm davon jedem NutriBullet Rezept hinzufügen und so bereits auf einen Schlag die Hälfte ihres Tagesbedarfs an essentiellen Aminosäuren aufnehmen.

ESSENTIELLE VITAMINE

Dies sind: Vitamin A, Vitamin B1 (Thiamin), Vitamin B2 (Riboflavin), Vitamin B3 (Niacin), Vitamin B4 (Cholin/Adenin), Vitamin B5 (Pantothensäure), Vitamin B6 (Pyridoxin), Vitamin B7 (Biotin), Vitamin B9 (Folate), Vitamin B12 (Kobalamin), Vitamin C, Vitamin D3, Vitamin E und Vitamin K.

Die aktuellen EU Empfehlung für Vitamin D3 beträgt nun 4000 I.E. (I.E. = Internationale Einheiten, eine von der Weltgesundheitsorganisation WHO definierte Menge) anstatt bisher 400 I.E.! Neueste Studien zeigen nämlich, dass die Toxizität von hochdosiertem Vitamin D3 durch einen Mangel an Vitamin K2 verursacht wird. Spinat und Kohlgemüse sind reich an Vitamin K1, welches der Körper in K2 umwandeln kann. Zu allen 1000 I.E. Vitamin D3 wird die Zufuhr von 100 Mikrogramm K2 (Typ MK7) empfohlen. Allerdings ist Vitamin K2 als Nahrungsergänzungsmittel ziemlich teuer, es empfiehlt sich daher ausreichend dunkles Blattgrün zu sich zu nehmen.

ESSENTIELLE FETTSÄUREN

Wirklich erwähnenswert ist hier Omega 3. Je mehr Omega 3 aus Fisch (speziell EPA und DHA) desto besser (bis rund 5 Gramm pro Tag). Ebenfalls gilt, je mehr Omega 3 aus Samen, Nüssen oder Gemüse desto besser (ohne Deckelung).

Es gibt zahlreiche Beweise für die positive Wirkung von Omega 3 auf unser Herz-Kreislauf-System. Speziell wenn man fettige Nahrung zu sich nimmt, sollte man größere Mengen an Omega 3 (aus Fisch und aus alternativen Quellen) aufnehmen. Es gibt viele Nahrungsergänzungsmittel mit Omega 3 Säuren, doch für gewöhnlich kann Omega 3 aus frischen Nahrungsmitteln besser vom Körper aufgenommen werden.

DIE 10 ESSENTIELLEN SPURENELEMENTE

Dies sind Eisen, Kalium, Kalzium, Kupfer, Magnesium, Mangan, Natrium, Phosphor, Selen und Zink.

SUPERFOODS – 25 ALLESKÖNNER

Diese Lebensmittel enthalten eine Vielzahl der essenziellen Aminosäuren, Fette, Vitamine und Spurenelemente. Doch das alleine macht sie nicht zu ‚Superfoods'. Sie werden aufgrund der gesundheitlichen Vorteile die sie dem Menschen bringen als Superfoods bezeichnet. Sie sind generell reich an Anthocyanen, Polyphenolen, Flavonoiden, Antioxidantien, krebshemmenden Ellagsäuren, herzstärkendem Lycopin und anderen wirklich wertvollen Nährstoffen, die gute Gesundheit, Wohlgefühl und Fitness steigern. Einiger der Wirkungsweisen und Funktionen sind:

Erhöhter Schutz vor bakteriellen und viralen Infektionen
Erhöhte Funktion des Immunsystems
Reduzieren das Krebsrisiko
Herzerkrankungen vorbeugend
Langsameres Altern
DNS-Reparatur und Schutz des Erbgutes
Reduktion von Risiko einer Herz-Kreislauf-Erkrankung
Schutz vor Bluthochdruck
Reduzieren das Alzheimer Risiko
Reduzieren das Osteoporose Risiko
Reduzieren das Schlaganfall Risiko
Reduzieren das Darmkrebs Risiko
Erhöhte Antioxidantien
Vorbeugend gegen epileptischer Anfälle
Vorbeugend gegen Glatzenbildung
Reduzieren Typ II Diabetes Risiko
Reduzieren Häufigkeit von Migräne
Linderung von Menstruationsschmerzen
Regulierung des Blutzuckers und der Insulinabhängigkeit
Verlangsamen Fortschreiten von AIDS
Demenz vorbeugend
Verbessern Augengesundheit
Lindern Entzündungen
Lindern Erkältungen
Verbessern die Schlaftiefe und Schlaflänge

Entschlacken und Entgiften den Körper
Verbessern die Gesundheit von Knochen, Nerven, Zähnen und Muskeln

Buchweizen und Quinoa: Zu viel Kohlenhydrate für unsere Liste und ungeeignet für Extraktor-Rezepte.

Chilis und Knoblauch: Großartig, aber nicht wirklich für Extraktor-Rezepte geeignet.

Mandeln: Reich an Proteinen, ungesättigten Fettsäuren, Vitaminen B1, B2, B3, B9, E, Kalzium, Kupfer, Eisen, Magnesium Phosphor, Kalium, Zink und Ballaststoffe.

Dunkle Schokolade: Reich an Proteinen, gesättigten Fetten, Vitaminen B1, B2, B3, B9, K, Kalzium, Kupfer, Magnesium Mangan, Phosphor, Kalium, Selen, Zink und Ballaststoffen.

Leinsamensamen: Reich an Proteinen, ungesättigten Fettsäuren, Vitaminen B1, B3, B5, B6, B9, Kalzium, Kupfer, Eisen, Magnesium, Mangan, Phosphor, Kalium, Selen, Zink, Ballaststoffen.

Kürbiskerne: Reich an Proteinen, ungesättigten Fettsäuren, Vitaminen B2, B3, B5, B6, B9, E, Kalzium, Kupfer, Eisen, Magnesium, Mangan, Phosphor, Kalium, Selen, Zink.

Chia Samen: Reich an Proteinen, alle essentielle Aminosäuren in guter Menge, unfassbar reich an Ballaststoffen (34%), reich an Omega 3 (17%), Vitamine B1, B2, B3, B9, Kalzium, Kupfer Mangan, Phosphor, Selen, Zink.

Aprikosen: Reich an Vitaminen A.C, E, Eisen, Kalium, Ballaststoffen.

Avocados: Reich an ungesättigten Fettsäuren, Vitaminen B2, B3, B5, B6, B9, C, K, Kupfer, Magnesium, Mangan und Kalium, Ballaststoffen.

Heidelbeeren: Reich an Vitaminen B9, C, K, Mangan und Ballaststoffen.

Himbeeren: Reich an Vitaminen B1, B2, B3, B9, C, K, Kupfer, Eisen, Mangan und Ballaststoffen.

Brombeeren: Reich an Vitaminen B9, C, K, Mangan und Ballaststoffen.

Guave: Reich an Vitaminen A, B9, C, Kupfer, Magnesium, Mangan, Kalium, Ballaststoffen.

Papaya: Reich an Vitaminen A, B9, C, Kalium, Ballaststoffen.

Goji Beeren: Enthalten alle 11 essentiellen Aminosäuren, reich an Vitaminen A, B2, C, Kalzium, Selen, Zink, Eisen, Kalium, jedoch 46% Zucker, also nicht zu viele davon verwenden. Auch Wolfsbeere genannt.

Ingwer: Reich an Vitaminen B1, B2, B5, B6, C, Kalzium, Kupfer, Eisen, Magnesium, Mangan, Kalium, Selen, Zink, Ballaststoffen.

Brokkoli: Reich an Vitaminen A, B1, B2, B5, B6, B9, C, K, Kalzium, Eisen, Magnesium, Mangan, Kalium.

Karotten: Reich an Vitaminen A, B3, B6, B9, C, K, Mangan, Kalium, Ballaststoffen.

Tomaten: Reich an Vitaminen A, B2, B6, B9 C, Kalium, Lycopin.

Rote Bete: Reich an Vitaminen B6, B9, C, Eisen, Magnesium, Mangan, Phosphor, Kalium, Zink, Ballaststoffen.

Kohl: Reich an Vitaminen A, B1, B2, B3, B6, B9, C, K, Kalzium, Kupfer, Eisen, Magnesium, Mangan, Kalium.

Spinat: Reich an Vitaminen A, B2, B6, B9, C, E, K, Kalzium, Kupfer, Eisen. Magnesium, Mangan, Kalium, Ballaststoffen.

Mangold: Reich an Vitaminen A, C, E, K, Kalzium, Kupfer, Eisen, Magnesium, Mangan, Kalium, Natrium.

  Da es diese Vielzahl gibt, haben wir viele Blast- und Smoothie-Rezepte mit diesen Alleskönnern erstellt!

GESUNDER SCHLAF UND ERNÄHRUNG

Als Beispiel dafür was Ihre Ernährung für Sie tun kann, sei der Schlaf erwähnt. Ihre Ernährung kann Sie wohlig schlafen lassen – ganz ohne Schlaftabletten. Sollten Sie unter Schlafproblemen leiden, könnten Sie einen Mangel an der essentielle Aminosäure Tryptophan haben.

Die Hauptakteure, wenn es um guten Schlaf geht sind Serotonin, Melatonin und Tryptophan. Chemisch läuft dies so ab: Zunächst verwandelt der Körper Tryptophan in Tryptophan Hydroxylase (oder 5 HydroxyTryptophan oder 5HTP). Dieser Stoff wird zusammen mit den Vitaminen B3, B6, B9 und Magnesium verwendet, um den Neurotransmitter Serotonin herzustellen. Das Serotonin wird dann je nach Bedarf in das Neurohormon Melatonin verwandelt.

Serotonin ist das körpereigene, natürliche Schlafmittel. Je höher unser Serotoninspiegel, umso schläfriger fühlen wir uns. Das Melatonin steuert unsere Innere Uhr, den Schlaf-Wach-Rhythmus, unseren Schlafzyklus. Zusammen lassen uns diese beiden Hormone einschlafen, bestimmen wie lange wir schlafen und wie gut die Qualität des Schlafes ist.

Da Tryptophan als essentielle Aminosäure nicht selbst vom Körper produziert werden kann müssen wir es mit der Nahrung aufnehmen!

Nur 1 Gramm Tryptophan pro Tag kann die Einschlafzeit deutlich reduzieren und die erholsame Schafzeit erhöhen. 6 Gramm werden zur Behandlung von Menstruationsbeschwerden eingesetzt. Und 3 Gramm pro Tag über 2 Wochen werden zur Behandlung von Depressionen und Angstzuständen eingesetzt und haben dabei nicht die negativen Nebenwirkungen von Prosac und Co. Wenn Sie also gut drauf sein wollen essen Sie Lebensmittel die reich an Tryptophan sind!

Dies sind zum Beispiel Schokolade, Eier, Käse, Dunkler Reis, Avocados, Walnüsse, Erdnüsse, Fleisch, Sesam, Sonnenblumenkerne und Kürbiskerne. Die landläufige Praxis eine Tasse Kakao vor dem zu Bett gehen zu trinken, hat also eine gute biochemische Grundlage…

Hier nun also ein Überblick über den Tryptophan Gehalt ausgewählter Nahrungsmittel:

Samen und Kerne	Tryptophan /100g
Chia Samen	721 mg
Kürbiskerne	576 mg
Sesamkörner	388 mg
Sonnenblumenkerne	348 mg
Leinsamen	297 mg

Nüsse	Tryptophan /100g
Cashew Nüsse	470 mg
Erdnüsse	340 mg
Walnüsse	318 mg
Pistazien	284 mg
Mandeln	214 mg
Haselnüsse	193 mg
Paranüsse	141 mg
Pekan Nüsse	93 mg

Obst	Tryptophan /100g
Avocado	26 mg
Dörrpflaumen	25 mg
Aprikosen	12 mg
Datteln	12 mg
Trauben	11 mg
Orangen	10 mg
Pfirsich	10 mg
Pflaumen	9 mg
Grapefruits	9 mg

Blattgrün	Tryptophan /100g
Petersilie	45 mg
Spinat	39 mg
Kohl	34 mg
Brokkoli	33 mg
Brunnenkresse	30 mg
Mangold	17 mg
Senfkohl	15 mg

Überblick Fortsetzung:

Gemüse	Tryptophan /100g
Blumenkohl	20 mg
Rote Bete	19 mg
Grüne Bohnen	19 mg
Karotten	12 mg
Zucchini	10 mg

Andere	Tryptophan /100g
Kakaopulver	283 mg
Vollmilch	40 mg
Cheddar Käse	515 mg
Mozzarella Käse	558 mg
Ei	210 mg

Einiger unserer NutriBullet Rezepte sind speziell auf die Zufuhr von Tryptophan ausgerichtet. Die empfohlene Tagesdosis (RDA) beträgt 285 mg. Doch für tiefen, erholsamen Schlaf sind 1000 mg besser. Der Konsum von Chia-Samen, Cashew Nüssen, Milch, Spinat, Pflaumen und etwas Kakaopulver in einem Nutriblast bringt Sie auf rund 475 mg Tryptophan. Dies entspricht 166% der RDA. Doch Sie würden 2 davon benötigen um in der darauffolgenden Nacht wirklich gut schlafen zu können. Als Alternative bieten sich 100 Gramm Käse an, was Ihnen weitere 500 mg Tryptophan zuführen würde.

Wild, Geflügel und Eier sind weitere hervorragende Quellen für Tryptophan abseits der NutriBullet Rezepte.

Sollten Sie etwas Stärkeres benötigen, können Sie einen Übergangsstoff zwischen Tryptophan und Serotonin als Nahrungsergänzung einnehmen: 5HTP. Doppelblindstudien haben bewiesen, dass 5HTP gleich wirksam wie die Psychopharmaka Prozac, Paxil, Zoloft, Imipramin und Desipramin ist, jedoch weniger Nebenwirkungen hat, da es als natürlicher Stoff im Körper vorkommt. 5HTP ist als Nahrungsergänzungsmittel nicht rezeptpflichtig und günstig zu erwerben

ESSEN SIE EINEN BUNTEN REGENBOGEN

Rot – Lycopin, Anthocyane und andere Phytonährstoffe finden sich in rotem Obst und Gemüse. Lycopin ist ein kraftvolles Antioxidationsmittel und kann dabei helfen, das Risiko von Krebs zu reduzieren, unser Herz gesund zu halten und die Gedächtnisleistung zu verbessern.

Weiß /Gebräunt– Obwohl der Glaube weitverbreitet ist, dass weiße Nahrungsmittel schlecht für uns seien, gibt es doch spezielle Vorteile, die wir aus ihnen ziehen können. Sie können gewissen Formen von Krebs vorbeugen helfen, halten den Hormonhaushalt im Gleichgewicht. Sie können helfen den Blutdruck zu senken und kurbeln das körpereigene Immunsystem mit Nährstoffen wie EGCG und Allicin an. Weißes Obst und Gemüse enthält eine Vielzahl von gesundheitsfördernden Phyto-Chemikalien wie Allicin (findet sich in Knoblauch), was für seine antibakteriellen und antiviralen Eigenschaften bekannt ist. Manche Erzeugnisse aus der Weißen Gruppe wie Bananen und Kartoffeln sind eine gute Kalium Quelle.

Grün – Ein hoher Chlorophyllgehalt zusammen mit der daraus resultierenden entgiftenden Wirkung ist die herausragende Eigenschaft von Blattgrün. Zusätzlich tragen Luteine, Zeaxanthine und Indol zu den krebsbekämpfenden Eigenschaften dieser Gemüseart bei. Sie fördern die Augengesundheit und helfen dabei, starke Knochen und Zähne zu bilden bzw. zu erhalten. Blattgrün enthält eine Vielzahl von Phyto-Chemikalien wie Carotinoid, Indol und Saponin, die alle ebenfalls krebshemmende Eigenschaften besitzen. Blattgrün wie Spinat und Brokkoli ist auch eine exzellente Quelle von Folsäure.

Blau/Violett – Die Phyto-Chemikalien Anthocyane und Resveratrol fördern ein jugendliches Hautbild, kraftvolle Haare und Nägel. Weiters wird angenommen, dass diese Entzündungshemmer auch eine Rolle in der Krebsvorsorge spielen, speziell der Gesundheit der Haut, sowie der Urinal- und Verdauungsorgane dienen. Sie können auch das Risiko von Herz-Kreislauf-Erkrankungen senken.

Orange/Gelb – Lebensmittel mit leuchtendem Orange und Gelb sind hervorragende Booster des Immunsystems, und wirken sich wegen ihres hohen Gehalts an Carotin sehr positiv auf unsere Sehorgane aus. Ein bekanntes Carotin, das Betacarotin, findet sich in hohen Mengen in Süßkartoffeln, Kürbissen, und Karotten. Es wird im Körper in Vitamin A verwandelt was dabei hilft Schleimhäute und Augen gesund zu halten. Ein anderes Carotin ist Lutein welches direkt in den Augen abgelagert wird. Es beugt Katarakten und altersbedingter Makuladegeneration vor, die zu Erblindung führen kann.

NÄHRWERTANGABEN

Alle unsere Blast- und Smoothie-Rezepte enthalten umfassende Nährwertangaben, inklusive der genauen Grammangabe für Proteine, Kohlenhydrate, Fett und Ballaststoffe. Die Angabe der enthaltenen Kilokalorien (kcal) finden sie ebenfalls bei jedem Rezept vor. Alle Daten basieren auf den Angaben der USDA Datenbank für Ernährung.

NUTRIBULLET MENGENANGABEN

Vergessen Sie komplizierte Umrechnungen von US oz, Cups und Gramm. Alle unsere Angaben finden sich in Gramm bzw. Milliliter.

Der große NutriBullet Behälter hat ein Fassungsvermögen von rund 600 ml bzw. Gramm Wasser bis zur MAX-Linie. Der kleine Behälter fasst 340 ml bzw. Gramm Wasser bis zur MAX-Linie.

Alle unsere Zutaten verlieren durch die Extraktion an Volumen. Die Mengenangaben der Zutaten verstehen sich in Gramm (g) bzw. Milliliter (ml).

SICHERHEITSHINWEISE

Halten Sie alle Körperteile (speziell Ihre Finger!) und andere Gegenstände von den Klingen des NutriBullet fern wenn dieser an eine Stromquelle angeschlossen ist.

Geben Sie keine anderen Objekte oder Gegenstände in den NutriBullet.

Bitte beachten Sie die Gebrauchsanleitung, sowie die Sicherheitshinweise des Herstellers.

VERMEIDEN SIE DIESE ZUTATEN: Die Gehäuse und/oder Kerne von Äpfeln, Birnen, Pfirsichen, Pflaumen, Aprikosen und Kirschen enthalten hochgiftiges Zyanid. Gehäuse und Kerne *müssen* daher vor der Verarbeitung immer entfernt werden!

Rhabarber Blätter enthalten Oxalat was zu Nierensteinen, Krämpfen und Koma führen kann. 2.5 Kilo Rhabarberblätter sind eine tödliche Dosis!

Tomaten sind in Ordnung, aber die Stängel und Blätter sind gefährlich. Sie enthalten alkalische Giftstoffe wie Atropine, die Kopfschmerzen, Benommenheit und Erbrechen verursachen können.

Muskatnuss: Enthält Myristicin kann Halluzinationen und Schwindel hervorrufen, sowie Übelkeit bewirken. Muskatnuss ist in kleinen Mengen als Gewürz völlig in Ordnung, wir empfehlen aber, von der Verwendung im NutriBullet abzusehen.

Kidney Bohnen und Lima Bohnen: Beide sind roh verzehrt wirklich sehr giftig.

REINIGUNG, TIPPS UND EXTRAS

Ihr NutriBullet ist einfach zu reinigen. Der Hersteller empfiehlt warmes (nicht heißes!) Wasser und ein mildes Reinigungsmittel. Spülen Sie die Klingen, die Behälter und falls nötig die Basiseinheit sofort nach Gebrauch ab um das Eintrocknen von Rückständen zu vermeiden.

Zimt und Nelken eignen sich wunderbar in einem Heißgetränk, aber passen nicht zu einem kalten Smoothie bzw. einem Nutriblast. Natürlich müssen wir auch von gewöhnlichem Zucker abraten. Die folgenden Zutaten sind jedoch sehr empfehlenswert:

Ingwerwurzel (geschnitten)
Zitronensaft
Limettensaft
Agave Nektar
Honig
    Knoblauchzehen
Echtes Kakaopulver (ein Superfood)
85% Dunkle Schokolade (ein Superfood)
Pulverkaffee
Koriander
Petersilie
Salbei
Lauch
Molke Eiweiß (Geschmacksrichtung Banane, Schokolade, Cookies, Erdbeere etc.) – als zusätzliche Proteinquelle.

Alle diese Zutaten können nach Lust und Geschmack den Rezepten zugegeben werden. Bitte beachten Sie jedoch jeweils die maximale Füllmenge.

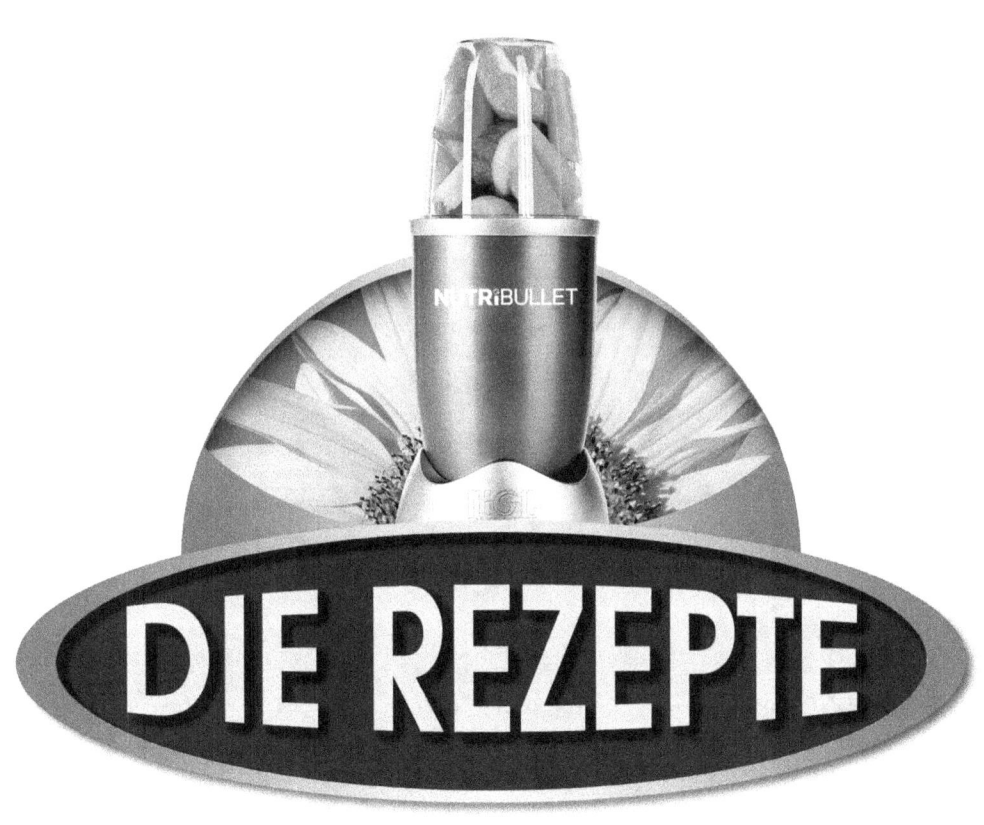

MANGOLD BETÖRT KOHL

Zutaten

40 Gramm Mangold
40 Gramm Kohlblätter gezupft
90 Gramm Avocadostücke
120 Gramm geschnittener Spargel
22 Gramm Kürbiskerne
200 ml Mandelmilch (ungesüßt)

Proteine 13g, Fett 26g, Kohlenhydrate 8g, Ballaststoffe 12g, 339 Kcal

Zubereitung

Geben Sie die Nüsse, Samen oder Kerne in den großen Behälter. Schrauben Sie die NutriBullet Extraktor-Klingen an der Oberseite des Behälters an. Drehen Sie den Behältern nun um, verbinden Sie ihn mit der NutriBullet Power Base Basiseinheit und starten Sie den Extraktionsvorgang durch eine Drehung. Extrahieren Sie für 30 Sekunden. Geben Sie den Rest der festen Zutaten in den Behälter und drücken alles unter der MAX Linie zusammen. Füllen Sie dann den Behälter mit der jeweiligen Flüssigkeit auf. Schrauben Sie die NutriBullet Extraktor-Klingen an der Oberseite des Behälters an. Drehen Sie den Behältern nun um, verbinden Sie ihn mit der NutriBullet Power Base Basiseinheit und starten Sie den Extraktionsvorgang durch eine Drehung erneut. Extrahieren Sie all das Gute aus den Zutaten bis alles gleichmäßig flüssig ist (rund 20 Sekunden). ***Öffnen und genießen!***

MANDEL MORGEN

Zutaten

40 Gramm Mangold
40 Gramm Spinat
90 Gramm Papaya
120 Gramm geschnittener Spargel
30 Gramm Mandeln
200 ml Wasser

Proteine 11g, Fett 16g, Kohlenhydrate 14g, Ballaststoffe 9g, 256 Kcal

Zubereitung

Geben Sie die Nüsse, Samen oder Kerne in den großen Behälter. Schrauben Sie die NutriBullet Extraktor-Klingen an der Oberseite des Behälters an. Drehen Sie den Behältern nun um, verbinden Sie ihn mit der NutriBullet Power Base Basiseinheit und starten Sie den Extraktionsvorgang durch eine Drehung. Extrahieren Sie für 30 Sekunden. Geben Sie den Rest der festen Zutaten in den Behälter und drücken alles unter der MAX Linie zusammen. Füllen Sie dann den Behälter mit der jeweiligen Flüssigkeit auf. Schrauben Sie die NutriBullet Extraktor-Klingen an der Oberseite des Behälters an. Drehen Sie den Behältern nun um, verbinden Sie ihn mit der NutriBullet Power Base Basiseinheit und starten Sie den Extraktionsvorgang durch eine Drehung erneut. Extrahieren Sie all das Gute aus den Zutaten bis alles gleichmäßig flüssig ist (rund 20 Sekunden). ***Öffnen und genießen!***

GUAVE GARTEN

Zutaten

40 Gramm Spinat
40 Gramm Brokkoli Röschen
90 Gramm Guave
120 Gramm geschnittener Spargel
22 Gramm Kürbiskerne
200 ml Wasser

Proteine 13g, Fett 11g, Kohlenhydrate 15g, Ballaststoffe 10g, 232 Kcal

Zubereitung

Geben Sie die Nüsse, Samen oder Kerne in den großen Behälter. Schrauben Sie die NutriBullet Extraktor-Klingen an der Oberseite des Behälters an. Drehen Sie den Behältern nun um, verbinden Sie ihn mit der NutriBullet Power Base Basiseinheit und starten Sie den Extraktionsvorgang durch eine Drehung. Extrahieren Sie für 30 Sekunden. Geben Sie den Rest der festen Zutaten in den Behälter und drücken alles unter der MAX Linie zusammen. Füllen Sie dann den Behälter mit der jeweiligen Flüssigkeit auf. Schrauben Sie die NutriBullet Extraktor-Klingen an der Oberseite des Behälters an. Drehen Sie den Behältern nun um, verbinden Sie ihn mit der NutriBullet Power Base Basiseinheit und starten Sie den Extraktionsvorgang durch eine Drehung erneut. Extrahieren Sie all das Gute aus den Zutaten bis alles gleichmäßig flüssig ist (rund 20 Sekunden). ***Öffnen und genießen!***

MANGOLD MIX

Zutaten

40 Gramm Spinat
40 Gramm Mangold
90 Gramm Guave
120 Gramm geschnittene Tomaten
30 Gramm Mandeln
200 ml Wasser

Proteine 12g, Fett 17g, Kohlenhydrate 15g, Ballaststoffe 11g, 276 Kcal

Zubereitung

Geben Sie die Nüsse, Samen oder Kerne in den großen Behälter. Schrauben Sie die NutriBullet Extraktor-Klingen an der Oberseite des Behälters an. Drehen Sie den Behältern nun um, verbinden Sie ihn mit der NutriBullet Power Base Basiseinheit und starten Sie den Extraktionsvorgang durch eine Drehung. Extrahieren Sie für 30 Sekunden. Geben Sie den Rest der festen Zutaten in den Behälter und drücken alles unter der MAX Linie zusammen. Füllen Sie dann den Behälter mit der jeweiligen Flüssigkeit auf. Schrauben Sie die NutriBullet Extraktor-Klingen an der Oberseite des Behälters an. Drehen Sie den Behältern nun um, verbinden Sie ihn mit der NutriBullet Power Base Basiseinheit und starten Sie den Extraktionsvorgang durch eine Drehung erneut. Extrahieren Sie all das Gute aus den Zutaten bis alles gleichmäßig flüssig ist (rund 20 Sekunden). **Öffnen und genießen!**

BROKKOLI BOOSTER

Zutaten

40 Gramm Brokkoli Röschen
40 Gramm Spinat
90 Gramm Guave
120 Gramm geschnittene Tomaten
30 Gramm Mandeln
200 ml Wasser

Proteine 12g, Fett 17g, Kohlenhydrate 15g, Ballaststoffe 11g, 282 Kcal

Zubereitung

Geben Sie die Nüsse, Samen oder Kerne in den großen Behälter. Schrauben Sie die NutriBullet Extraktor-Klingen an der Oberseite des Behälters an. Drehen Sie den Behältern nun um, verbinden Sie ihn mit der NutriBullet Power Base Basiseinheit und starten Sie den Extraktionsvorgang durch eine Drehung. Extrahieren Sie für 30 Sekunden. Geben Sie den Rest der festen Zutaten in den Behälter und drücken alles unter der MAX Linie zusammen. Füllen Sie dann den Behälter mit der jeweiligen Flüssigkeit auf. Schrauben Sie die NutriBullet Extraktor-Klingen an der Oberseite des Behälters an. Drehen Sie den Behältern nun um, verbinden Sie ihn mit der NutriBullet Power Base Basiseinheit und starten Sie den Extraktionsvorgang durch eine Drehung erneut. Extrahieren Sie all das Gute aus den Zutaten bis alles gleichmäßig flüssig ist (rund 20 Sekunden). ***Öffnen und genießen!***

KOHL KÜSST LEINSAMEN

Zutaten

40 Gramm Kohlblätter gezupft
40 Gramm Brokkoli Röschen
90 Gramm Himbeeren
120 Gramm gewürfelte Rote Beete
22 Gramm Leinsamen
200 ml Wasser

Proteine 10g, Fett 11g, Kohlenhydrate 16g, Ballaststoffe 17g, 243 Kcal

Zubereitung

Geben Sie die Nüsse, Samen oder Kerne in den großen Behälter. Schrauben Sie die NutriBullet Extraktor-Klingen an der Oberseite des Behälters an. Drehen Sie den Behältern nun um, verbinden Sie ihn mit der NutriBullet Power Base Basiseinheit und starten Sie den Extraktionsvorgang durch eine Drehung. Extrahieren Sie für 30 Sekunden. Geben Sie den Rest der festen Zutaten in den Behälter und drücken alles unter der MAX Linie zusammen. Füllen Sie dann den Behälter mit der jeweiligen Flüssigkeit auf. Schrauben Sie die NutriBullet Extraktor-Klingen an der Oberseite des Behälters an. Drehen Sie den Behältern nun um, verbinden Sie ihn mit der NutriBullet Power Base Basiseinheit und starten Sie den Extraktionsvorgang durch eine Drehung erneut. Extrahieren Sie all das Gute aus den Zutaten bis alles gleichmäßig flüssig ist (rund 20 Sekunden). **Öffnen und genießen!**

BROKKOLI UND MANDEL BELEBER

Zutaten

40 Gramm Spinat
40 Gramm Brokkoli Röschen
90 Gramm Papaya
120 Gramm geschnittene Tomaten
30 Gramm Mandeln
200 ml Wasser

Proteine 10g, Fett 17g, Kohlenhydrate 16g, Ballaststoffe 8g, 260 Kcal

Zubereitung

Geben Sie die Nüsse, Samen oder Kerne in den großen Behälter. Schrauben Sie die NutriBullet Extraktor-Klingen an der Oberseite des Behälters an. Drehen Sie den Behältern nun um, verbinden Sie ihn mit der NutriBullet Power Base Basiseinheit und starten Sie den Extraktionsvorgang durch eine Drehung. Extrahieren Sie für 30 Sekunden. Geben Sie den Rest der festen Zutaten in den Behälter und drücken alles unter der MAX Linie zusammen. Füllen Sie dann den Behälter mit der jeweiligen Flüssigkeit auf. Schrauben Sie die NutriBullet Extraktor-Klingen an der Oberseite des Behälters an. Drehen Sie den Behältern nun um, verbinden Sie ihn mit der NutriBullet Power Base Basiseinheit und starten Sie den Extraktionsvorgang durch eine Drehung erneut. Extrahieren Sie all das Gute aus den Zutaten bis alles gleichmäßig flüssig ist (rund 20 Sekunden). ***Öffnen und genießen!***

HIMBEER HIMMEL

Zutaten

80 Gramm Kohlblätter gezupft
90 Gramm Himbeeren
120 Gramm gewürfelte Rote Beete
22 Gramm Chia-Samen
200 ml Mandelmilch (ungesüßt)

Proteine 10g, Fett 11g, Kohlenhydrate 16g, Ballaststoffe 19g, 259 Kcal

Zubereitung

Geben Sie die Nüsse, Samen oder Kerne in den großen Behälter. Schrauben Sie die NutriBullet Extraktor-Klingen an der Oberseite des Behälters an. Drehen Sie den Behältern nun um, verbinden Sie ihn mit der NutriBullet Power Base Basiseinheit und starten Sie den Extraktionsvorgang durch eine Drehung. Extrahieren Sie für 30 Sekunden. Geben Sie den Rest der festen Zutaten in den Behälter und drücken alles unter der MAX Linie zusammen. Füllen Sie dann den Behälter mit der jeweiligen Flüssigkeit auf. Schrauben Sie die NutriBullet Extraktor-Klingen an der Oberseite des Behälters an. Drehen Sie den Behältern nun um, verbinden Sie ihn mit der NutriBullet Power Base Basiseinheit und starten Sie den Extraktionsvorgang durch eine Drehung erneut. Extrahieren Sie all das Gute aus den Zutaten bis alles gleichmäßig flüssig ist (rund 20 Sekunden). **Öffnen und genießen!**

KÜRBISKERN KUSS

Zutaten

80 Gramm Brokkoli Röschen
90 Gramm Aprikosenhälften
120 Gramm geschnittene Tomaten
22 Gramm Kürbiskerne
200 ml Mandelmilch (ungesüßt)

Proteine 11g, Fett 13g, Kohlenhydrate 17g, Ballaststoffe 7g, 242 Kcal

Zubereitung

Geben Sie die Nüsse, Samen oder Kerne in den großen Behälter. Schrauben Sie die NutriBullet Extraktor-Klingen an der Oberseite des Behälters an. Drehen Sie den Behältern nun um, verbinden Sie ihn mit der NutriBullet Power Base Basiseinheit und starten Sie den Extraktionsvorgang durch eine Drehung. Extrahieren Sie für 30 Sekunden. Geben Sie den Rest der festen Zutaten in den Behälter und drücken alles unter der MAX Linie zusammen. Füllen Sie dann den Behälter mit der jeweiligen Flüssigkeit auf. Schrauben Sie die NutriBullet Extraktor-Klingen an der Oberseite des Behälters an. Drehen Sie den Behältern nun um, verbinden Sie ihn mit der NutriBullet Power Base Basiseinheit und starten Sie den Extraktionsvorgang durch eine Drehung erneut. Extrahieren Sie all das Gute aus den Zutaten bis alles gleichmäßig flüssig ist (rund 20 Sekunden). ***Öffnen und genießen!***

LEINSAMEN LÖSUNG

Zutaten

40 Gramm Mangold
40 Gramm Kohlblätter gezupft
90 Gramm Brombeeren
120 Gramm geschnittener Spargel
22 Gramm Leinsamen
200 ml Vollmilch

Proteine 16g, Fett 18g, Kohlenhydrate 17g, Ballaststoffe 15g, 329 Kcal

Zubereitung

Geben Sie die Nüsse, Samen oder Kerne in den großen Behälter. Schrauben Sie die NutriBullet Extraktor-Klingen an der Oberseite des Behälters an. Drehen Sie den Behältern nun um, verbinden Sie ihn mit der NutriBullet Power Base Basiseinheit und starten Sie den Extraktionsvorgang durch eine Drehung. Extrahieren Sie für 30 Sekunden. Geben Sie den Rest der festen Zutaten in den Behälter und drücken alles unter der MAX Linie zusammen. Füllen Sie dann den Behälter mit der jeweiligen Flüssigkeit auf. Schrauben Sie die NutriBullet Extraktor-Klingen an der Oberseite des Behälters an. Drehen Sie den Behältern nun um, verbinden Sie ihn mit der NutriBullet Power Base Basiseinheit und starten Sie den Extraktionsvorgang durch eine Drehung erneut. Extrahieren Sie all das Gute aus den Zutaten bis alles gleichmäßig flüssig ist (rund 20 Sekunden). ***Öffnen und genießen!***

SCHWARZBEERE UND SPARGEL UMARMUNG

Zutaten

40 Gramm Mangold
40 Gramm Brokkoli Röschen
90 Gramm Schwarzbeeren
120 Gramm geschnittener Spargel
30 Gramm Mandeln
200 ml Mandelmilch (ungesüßt)

Proteine 12g, Fett 19g, Kohlenhydrate 18g, Ballaststoffe 10g, 299 Kcal

Zubereitung

Geben Sie die Nüsse, Samen oder Kerne in den großen Behälter. Schrauben Sie die NutriBullet Extraktor-Klingen an der Oberseite des Behälters an. Drehen Sie den Behältern nun um, verbinden Sie ihn mit der NutriBullet Power Base Basiseinheit und starten Sie den Extraktionsvorgang durch eine Drehung. Extrahieren Sie für 30 Sekunden. Geben Sie den Rest der festen Zutaten in den Behälter und drücken alles unter der MAX Linie zusammen. Füllen Sie dann den Behälter mit der jeweiligen Flüssigkeit auf. Schrauben Sie die NutriBullet Extraktor-Klingen an der Oberseite des Behälters an. Drehen Sie den Behältern nun um, verbinden Sie ihn mit der NutriBullet Power Base Basiseinheit und starten Sie den Extraktionsvorgang durch eine Drehung erneut. Extrahieren Sie all das Gute aus den Zutaten bis alles gleichmäßig flüssig ist (rund 20 Sekunden). ***Öffnen und genießen!***

SPINAT TRIFFT BROMBEERE

Zutaten

40 Gramm Mangold
40 Gramm Spinat
90 Gramm Brombeeren
120 Gramm geschnittener Spargel
22 Gramm Kürbiskerne
200 ml Vollmilch

Proteine 17g, Fett 18g, Kohlenhydrate 19g, Ballaststoffe 10g, 331 Kcal

Zubereitung

Geben Sie die Nüsse, Samen oder Kerne in den großen Behälter. Schrauben Sie die NutriBullet Extraktor-Klingen an der Oberseite des Behälters an. Drehen Sie den Behältern nun um, verbinden Sie ihn mit der NutriBullet Power Base Basiseinheit und starten Sie den Extraktionsvorgang durch eine Drehung. Extrahieren Sie für 30 Sekunden. Geben Sie den Rest der festen Zutaten in den Behälter und drücken alles unter der MAX Linie zusammen. Füllen Sie dann den Behälter mit der jeweiligen Flüssigkeit auf. Schrauben Sie die NutriBullet Extraktor-Klingen an der Oberseite des Behälters an. Drehen Sie den Behältern nun um, verbinden Sie ihn mit der NutriBullet Power Base Basiseinheit und starten Sie den Extraktionsvorgang durch eine Drehung erneut. Extrahieren Sie all das Gute aus den Zutaten bis alles gleichmäßig flüssig ist (rund 20 Sekunden). ***Öffnen und genießen!***

MANGOLD LIEBT BROKKOLI

40 Gramm Mangold
40 Gramm Brokkoli Röschen
90 Gramm Avocadostücke
120 Gramm geschnittener Spargel
200 ml Wasser

Proteine 6g, Fett 14g, Kohlenhydrate 6g, Ballaststoffe 10g, 189 Kcal

Zubereitung

Geben Sie die festen Zutaten in den großen Behälter und drücken Sie alles unter der MAX Linie zusammen. Füllen Sie dann den Behälter mit der jeweiligen Flüssigkeit auf. Schrauben Sie die NutriBullet Extraktor-Klingen an der Oberseite des Behälters an. Drehen Sie den Behältern nun um, verbinden Sie ihn mit der NutriBullet Power Base Basiseinheit und starten Sie den Extraktionsvorgang durch eine Drehung erneut. Extrahieren Sie all das Gute aus den Zutaten bis alles gleichmäßig flüssig ist (rund 20 Sekunden). ***Öffnen und genießen!***

SPARGEL-BROMBEER SONNENAUFGANG

Zutaten

80 Gramm Mangold
90 Gramm Brombeeren
120 Gramm geschnittener Spargel
200 ml Mandelmilch (ungesüßt)

Proteine 6g, Fett 3g, Kohlenhydrate 8g, Ballaststoffe 9g, 103 Kcal

Zubereitung

Geben Sie die festen Zutaten in den großen Behälter und drücken Sie alles unter der MAX Linie zusammen. Füllen Sie dann den Behälter mit der jeweiligen Flüssigkeit auf. Schrauben Sie die NutriBullet Extraktor-Klingen an der Oberseite des Behälters an. Drehen Sie den Behältern nun um, verbinden Sie ihn mit der NutriBullet Power Base Basiseinheit und starten Sie den Extraktionsvorgang durch eine Drehung erneut. Extrahieren Sie all das Gute aus den Zutaten bis alles gleichmäßig flüssig ist (rund 20 Sekunden). ***Öffnen und genießen!***

AVOCADO ARIE

Zutaten

40 Gramm Brokkoli Röschen
40 Gramm Spinat
90 Gramm Avocadostücke
120 Gramm geschnittene Karotten
200 ml Wasser

Proteine 5g, Fett 14g, Kohlenhydrate 12g, Ballaststoffe 11g, 216 Kcal

Zubereitung

Geben Sie die festen Zutaten in den großen Behälter und drücken Sie alles unter der MAX Linie zusammen. Füllen Sie dann den Behälter mit der jeweiligen Flüssigkeit auf. Schrauben Sie die NutriBullet Extraktor-Klingen an der Oberseite des Behälters an. Drehen Sie den Behältern nun um, verbinden Sie ihn mit der NutriBullet Power Base Basiseinheit und starten Sie den Extraktionsvorgang durch eine Drehung erneut. Extrahieren Sie all das Gute aus den Zutaten bis alles gleichmäßig flüssig ist (rund 20 Sekunden). ***Öffnen und genießen!***

KOHL KOMPOSITION

Zutaten

40 Gramm Mangold
40 Gramm Kohlblätter gezupft
90 Gramm Brombeeren
120 Gramm geschnittene Karotten
200 ml Wasser

Proteine 4g, Fett 1g, Kohlenhydrate 14g, Ballaststoffe 10g, 109 Kcal

Zubereitung

Geben Sie die festen Zutaten in den großen Behälter und drücken Sie alles unter der MAX Linie zusammen. Füllen Sie dann den Behälter mit der jeweiligen Flüssigkeit auf. Schrauben Sie die NutriBullet Extraktor-Klingen an der Oberseite des Behälters an. Drehen Sie den Behältern nun um, verbinden Sie ihn mit der NutriBullet Power Base Basiseinheit und starten Sie den Extraktionsvorgang durch eine Drehung erneut. Extrahieren Sie all das Gute aus den Zutaten bis alles gleichmäßig flüssig ist (rund 20 Sekunden). ***Öffnen und genießen!***

SPINAT UND APRIKOSEN ENSEMBLE

Zutaten

40 Gramm Brokkoli Röschen
40 Gramm Spinat
90 Gramm Aprikosenhälften
120 Gramm geschnittene Tomaten
200 ml Mandelmilch (ungesüßt)

Proteine 5g, Fett 3g, Kohlenhydrate 14g, Ballaststoffe 6g, 113 Kcal

Zubereitung

Geben Sie die festen Zutaten in den großen Behälter und drücken Sie alles unter der MAX Linie zusammen. Füllen Sie dann den Behälter mit der jeweiligen Flüssigkeit auf. Schrauben Sie die NutriBullet Extraktor-Klingen an der Oberseite des Behälters an. Drehen Sie den Behältern nun um, verbinden Sie ihn mit der NutriBullet Power Base Basiseinheit und starten Sie den Extraktionsvorgang durch eine Drehung erneut. Extrahieren Sie all das Gute aus den Zutaten bis alles gleichmäßig flüssig ist (rund 20 Sekunden). **Öffnen und genießen!**

SPINAT UND HIMBEER PARADIES

Zutaten

40 Gramm Mangold
40 Gramm Spinat
90 Gramm Himbeeren
120 Gramm gewürfelte Rote Beete
200 ml Wasser

Proteine 5g, Fett 1g, Kohlenhydrate 14g, Ballaststoffe 11g, 115 Kcal

Zubereitung

Geben Sie die festen Zutaten in den großen Behälter und drücken Sie alles unter der MAX Linie zusammen. Füllen Sie dann den Behälter mit der jeweiligen Flüssigkeit auf. Schrauben Sie die NutriBullet Extraktor-Klingen an der Oberseite des Behälters an. Drehen Sie den Behältern nun um, verbinden Sie ihn mit der NutriBullet Power Base Basiseinheit und starten Sie den Extraktionsvorgang durch eine Drehung erneut. Extrahieren Sie all das Gute aus den Zutaten bis alles gleichmäßig flüssig ist (rund 20 Sekunden). ***Öffnen und genießen!***

ROTE BEETE HIMBEER REAKTION

Zutaten

40 Gramm Brokkoli Röschen
40 Gramm Spinat
90 Gramm Himbeeren
120 Gramm gewürfelte Rote Beete
200 ml Mandelmilch (ungesüßt)

Proteine 6g, Fett 3g, Kohlenhydrate 15g, Ballaststoffe 12g, 147 Kcal

Zubereitung

Geben Sie die festen Zutaten in den großen Behälter und drücken Sie alles unter der MAX Linie zusammen. Füllen Sie dann den Behälter mit der jeweiligen Flüssigkeit auf. Schrauben Sie die NutriBullet Extraktor-Klingen an der Oberseite des Behälters an. Drehen Sie den Behältern nun um, verbinden Sie ihn mit der NutriBullet Power Base Basiseinheit und starten Sie den Extraktionsvorgang durch eine Drehung erneut. Extrahieren Sie all das Gute aus den Zutaten bis alles gleichmäßig flüssig ist (rund 20 Sekunden). ***Öffnen und genießen!***

SPINAT UMARMT PAPAYA

Zutaten

80 Gramm Spinat
90 Gramm Papaya
120 Gramm gewürfelte Rote Beete
200 ml Wasser

Proteine 5g, Fett 0.8g, Kohlenhydrate 17g, Ballaststoffe 7g, 108 Kcal

Zubereitung

Geben Sie die festen Zutaten in den großen Behälter und drücken Sie alles unter der MAX Linie zusammen. Füllen Sie dann den Behälter mit der jeweiligen Flüssigkeit auf. Schrauben Sie die NutriBullet Extraktor-Klingen an der Oberseite des Behälters an. Drehen Sie den Behältern nun um, verbinden Sie ihn mit der NutriBullet Power Base Basiseinheit und starten Sie den Extraktionsvorgang durch eine Drehung erneut. Extrahieren Sie all das Gute aus den Zutaten bis alles gleichmäßig flüssig ist (rund 20 Sekunden). ***Öffnen und genießen!***

SPINAT SYMPHONIE

Zutaten

80 Gramm Spinat
90 Gramm Aprikosenhälften
120 Gramm gewürfelte Rote Beete
200 ml Wasser

Proteine 5g, Fett 0.9g, Kohlenhydrate 17g, Ballaststoffe 7g, 113 Kcal

Zubereitung

Geben Sie die festen Zutaten in den großen Behälter und drücken Sie alles unter der MAX Linie zusammen. Füllen Sie dann den Behälter mit der jeweiligen Flüssigkeit auf. Schrauben Sie die NutriBullet Extraktor-Klingen an der Oberseite des Behälters an. Drehen Sie den Behältern nun um, verbinden Sie ihn mit der NutriBullet Power Base Basiseinheit und starten Sie den Extraktionsvorgang durch eine Drehung erneut. Extrahieren Sie all das Gute aus den Zutaten bis alles gleichmäßig flüssig ist (rund 20 Sekunden). ***Öffnen und genießen!***

SCHWARZBEERE UND TOMATE EXPLOSION

Zutaten

80 Gramm Brokkoli Röschen
90 Gramm Schwarzbeeren
120 Gramm geschnittene Tomaten
200 ml Mandelmilch (ungesüßt)

Proteine 5g, Fett 3g, Kohlenhydrate 18g, Ballaststoffe 6g, 126 Kcal

Zubereitung

Geben Sie die festen Zutaten in den großen Behälter und drücken Sie alles unter der MAX Linie zusammen. Füllen Sie dann den Behälter mit der jeweiligen Flüssigkeit auf. Schrauben Sie die NutriBullet Extraktor-Klingen an der Oberseite des Behälters an. Drehen Sie den Behältern nun um, verbinden Sie ihn mit der NutriBullet Power Base Basiseinheit und starten Sie den Extraktionsvorgang durch eine Drehung erneut. Extrahieren Sie all das Gute aus den Zutaten bis alles gleichmäßig flüssig ist (rund 20 Sekunden). ***Öffnen und genießen!***

PAPAYA ROTE BEETE

Zutaten

40 Gramm Kohlblätter gezupft
40 Gramm Brokkoli Röschen
90 Gramm Papaya
120 Gramm gewürfelte Rote Beete
200 ml Wasser

Proteine 5g, Fett 1g, Kohlenhydrate 19g, Ballaststoffe 7g, 117 Kcal

Zubereitung

Geben Sie die festen Zutaten in den großen Behälter und drücken Sie alles unter der MAX Linie zusammen. Füllen Sie dann den Behälter mit der jeweiligen Flüssigkeit auf. Schrauben Sie die NutriBullet Extraktor-Klingen an der Oberseite des Behälters an. Drehen Sie den Behältern nun um, verbinden Sie ihn mit der NutriBullet Power Base Basiseinheit und starten Sie den Extraktionsvorgang durch eine Drehung erneut. Extrahieren Sie all das Gute aus den Zutaten bis alles gleichmäßig flüssig ist (rund 20 Sekunden). ***Öffnen und genießen!***

KAROTTEN-GUAVE KREATION

Zutaten

40 Gramm Brokkoli Röschen
40 Gramm Kohlblätter gezupft
90 Gramm Guave
120 Gramm geschnittene Karotten
200 ml Mandelmilch (ungesüßt)

Proteine 7g, Fett 4g, Kohlenhydrate 19g, Ballaststoffe 11g, 164 Kcal

Zubereitung

Geben Sie die festen Zutaten in den großen Behälter und drücken Sie alles unter der MAX Linie zusammen. Füllen Sie dann den Behälter mit der jeweiligen Flüssigkeit auf. Schrauben Sie die NutriBullet Extraktor-Klingen an der Oberseite des Behälters an. Drehen Sie den Behältern nun um, verbinden Sie ihn mit der NutriBullet Power Base Basiseinheit und starten Sie den Extraktionsvorgang durch eine Drehung erneut. Extrahieren Sie all das Gute aus den Zutaten bis alles gleichmäßig flüssig ist (rund 20 Sekunden). ***Öffnen und genießen!***

PECAN-NUSS PARADOXON

Zutaten

40 Gramm Rucola/Arugura Salat
40 Gramm Kohlblätter gezupft
90 Gramm Brombeeren
120 Gramm geschnittene Blumenkohlrosen
30 Gramm Pecan-Nüsse
200 ml Mandelmilch (ungesüßt)

Proteine 9g, Fett 25g, Kohlenhydrate 10g, Ballaststoffe 12g, 321 Kcal

Zubereitung

Geben Sie die Nüsse, Samen oder Kerne in den großen Behälter. Schrauben Sie die NutriBullet Extraktor-Klingen an der Oberseite des Behälters an. Drehen Sie den Behältern nun um, verbinden Sie ihn mit der NutriBullet Power Base Basiseinheit und starten Sie den Extraktionsvorgang durch eine Drehung. Extrahieren Sie für 30 Sekunden. Geben Sie den Rest der festen Zutaten in den Behälter und drücken alles unter der MAX Linie zusammen. Füllen Sie dann den Behälter mit der jeweiligen Flüssigkeit auf. Schrauben Sie die NutriBullet Extraktor-Klingen an der Oberseite des Behälters an. Drehen Sie den Behältern nun um, verbinden Sie ihn mit der NutriBullet Power Base Basiseinheit und starten Sie den Extraktionsvorgang durch eine Drehung erneut. Extrahieren Sie all das Gute aus den Zutaten bis alles gleichmäßig flüssig ist (rund 20 Sekunden). ***Öffnen und genießen!***

SALAT BEGEHRT CHIA

Zutaten

40 Gramm Salatblätter
40 Gramm Spinat
90 Gramm Brombeeren
120 Gramm geschnittene Blumenkohlrosen
22 Gramm Chia-Samen
200 ml Mandelmilch (ungesüßt)

Proteine 10g, Fett 10g, Kohlenhydrate 10g, Ballaststoffe 17g, 217 Kcal

Zubereitung

Geben Sie die Nüsse, Samen oder Kerne in den großen Behälter. Schrauben Sie die NutriBullet Extraktor-Klingen an der Oberseite des Behälters an. Drehen Sie den Behältern nun um, verbinden Sie ihn mit der NutriBullet Power Base Basiseinheit und starten Sie den Extraktionsvorgang durch eine Drehung. Extrahieren Sie für 30 Sekunden. Geben Sie den Rest der festen Zutaten in den Behälter und drücken alles unter der MAX Linie zusammen. Füllen Sie dann den Behälter mit der jeweiligen Flüssigkeit auf. Schrauben Sie die NutriBullet Extraktor-Klingen an der Oberseite des Behälters an. Drehen Sie den Behältern nun um, verbinden Sie ihn mit der NutriBullet Power Base Basiseinheit und starten Sie den Extraktionsvorgang durch eine Drehung erneut. Extrahieren Sie all das Gute aus den Zutaten bis alles gleichmäßig flüssig ist (rund 20 Sekunden). ***Öffnen und genießen!***

HIMBEERE HERZT LEINSAMEN

Zutaten

40 Gramm Brokkoli Röschen
40 Gramm Salatblätter
90 Gramm Himbeeren
120 Gramm geschnittene Tomaten
22 Gramm Leinsamen
200 ml Mandelmilch (ungesüßt)

Proteine 9g, Fett 13g, Kohlenhydrate 11g, Ballaststoffe 16g, 232 Kcal

Zubereitung

Geben Sie die Nüsse, Samen oder Kerne in den großen Behälter. Schrauben Sie die NutriBullet Extraktor-Klingen an der Oberseite des Behälters an. Drehen Sie den Behältern nun um, verbinden Sie ihn mit der NutriBullet Power Base Basiseinheit und starten Sie den Extraktionsvorgang durch eine Drehung. Extrahieren Sie für 30 Sekunden. Geben Sie den Rest der festen Zutaten in den Behälter und drücken alles unter der MAX Linie zusammen. Füllen Sie dann den Behälter mit der jeweiligen Flüssigkeit auf. Schrauben Sie die NutriBullet Extraktor-Klingen an der Oberseite des Behälters an. Drehen Sie den Behältern nun um, verbinden Sie ihn mit der NutriBullet Power Base Basiseinheit und starten Sie den Extraktionsvorgang durch eine Drehung erneut. Extrahieren Sie all das Gute aus den Zutaten bis alles gleichmäßig flüssig ist (rund 20 Sekunden). **Öffnen und genießen!**

RUCOLA UND HIMBEER MIX

Zutaten

80 Gramm Rucola/Arugura Salat
90 Gramm Himbeeren
120 Gramm geschnittene Blumenkohlrosen
30 Gramm Pecan-Nüsse
200 ml Mandelmilch (ungesüßt)

Proteine 8g, Fett 25g, Kohlenhydrate 11g, Ballaststoffe 13g, 322 Kcal

Zubereitung

Geben Sie die Nüsse, Samen oder Kerne in den großen Behälter. Schrauben Sie die NutriBullet Extraktor-Klingen an der Oberseite des Behälters an. Drehen Sie den Behältern nun um, verbinden Sie ihn mit der NutriBullet Power Base Basiseinheit und starten Sie den Extraktionsvorgang durch eine Drehung. Extrahieren Sie für 30 Sekunden. Geben Sie den Rest der festen Zutaten in den Behälter und drücken alles unter der MAX Linie zusammen. Füllen Sie dann den Behälter mit der jeweiligen Flüssigkeit auf. Schrauben Sie die NutriBullet Extraktor-Klingen an der Oberseite des Behälters an. Drehen Sie den Behältern nun um, verbinden Sie ihn mit der NutriBullet Power Base Basiseinheit und starten Sie den Extraktionsvorgang durch eine Drehung erneut. Extrahieren Sie all das Gute aus den Zutaten bis alles gleichmäßig flüssig ist (rund 20 Sekunden). ***Öffnen und genießen!***

SALAT UND CHIA FEST

Zutaten

40 Gramm Salatblätter
40 Gramm Kohlblätter gezupft
90 Gramm Erdbeeren
120 Gramm geschnittene Tomaten
22 Gramm Chia-Samen
200 ml Mandelmilch (ungesüßt)

Proteine 8g, Fett 10g, Kohlenhydrate 11g, Ballaststoffe 13g, 204 Kcal

Zubereitung

Geben Sie die Nüsse, Samen oder Kerne in den großen Behälter. Schrauben Sie die NutriBullet Extraktor-Klingen an der Oberseite des Behälters an. Drehen Sie den Behältern nun um, verbinden Sie ihn mit der NutriBullet Power Base Basiseinheit und starten Sie den Extraktionsvorgang durch eine Drehung. Extrahieren Sie für 30 Sekunden. Geben Sie den Rest der festen Zutaten in den Behälter und drücken alles unter der MAX Linie zusammen. Füllen Sie dann den Behälter mit der jeweiligen Flüssigkeit auf. Schrauben Sie die NutriBullet Extraktor-Klingen an der Oberseite des Behälters an. Drehen Sie den Behältern nun um, verbinden Sie ihn mit der NutriBullet Power Base Basiseinheit und starten Sie den Extraktionsvorgang durch eine Drehung erneut. Extrahieren Sie all das Gute aus den Zutaten bis alles gleichmäßig flüssig ist (rund 20 Sekunden). ***Öffnen und genießen!***

SALAT SELIGKEIT

Zutaten

40 Gramm Salatblätter
40 Gramm Kohlblätter gezupft
90 Gramm Erdbeeren
120 Gramm geschnittene Rote Paprika
22 Gramm Leinsamen
200 ml Mandelmilch (ungesüßt)

Proteine 8g, Fett 13g, Kohlenhydrate 12g, Ballaststoffe 13g, 230 Kcal

Zubereitung

Geben Sie die Nüsse, Samen oder Kerne in den großen Behälter. Schrauben Sie die NutriBullet Extraktor-Klingen an der Oberseite des Behälters an. Drehen Sie den Behältern nun um, verbinden Sie ihn mit der NutriBullet Power Base Basiseinheit und starten Sie den Extraktionsvorgang durch eine Drehung. Extrahieren Sie für 30 Sekunden. Geben Sie den Rest der festen Zutaten in den Behälter und drücken alles unter der MAX Linie zusammen. Füllen Sie dann den Behälter mit der jeweiligen Flüssigkeit auf. Schrauben Sie die NutriBullet Extraktor-Klingen an der Oberseite des Behälters an. Drehen Sie den Behältern nun um, verbinden Sie ihn mit der NutriBullet Power Base Basiseinheit und starten Sie den Extraktionsvorgang durch eine Drehung erneut. Extrahieren Sie all das Gute aus den Zutaten bis alles gleichmäßig flüssig ist (rund 20 Sekunden). ***Öffnen und genießen!***

SALAT UMSCHMEICHELT WALNUSS

Zutaten

40 Gramm Salatblätter
40 Gramm Spinat
90 Gramm Brombeeren
120 Gramm geschnittene Rote Paprika
30 Gramm Walnüsse
200 ml Mandelmilch (ungesüßt)

Proteine 9g, Fett 23g, Kohlenhydrate 12g, Ballaststoffe 12g, 314 Kcal

Zubereitung

Geben Sie die Nüsse, Samen oder Kerne in den großen Behälter. Schrauben Sie die NutriBullet Extraktor-Klingen an der Oberseite des Behälters an. Drehen Sie den Behältern nun um, verbinden Sie ihn mit der NutriBullet Power Base Basiseinheit und starten Sie den Extraktionsvorgang durch eine Drehung. Extrahieren Sie für 30 Sekunden. Geben Sie den Rest der festen Zutaten in den Behälter und drücken alles unter der MAX Linie zusammen. Füllen Sie dann den Behälter mit der jeweiligen Flüssigkeit auf. Schrauben Sie die NutriBullet Extraktor-Klingen an der Oberseite des Behälters an. Drehen Sie den Behältern nun um, verbinden Sie ihn mit der NutriBullet Power Base Basiseinheit und starten Sie den Extraktionsvorgang durch eine Drehung erneut. Extrahieren Sie all das Gute aus den Zutaten bis alles gleichmäßig flüssig ist (rund 20 Sekunden). **Öffnen und genießen!**

RUCOLA UMSORGT GUAVE

Zutaten

80 Gramm Rucola/Arugura Salat
90 Gramm Guave
120 Gramm geschnittener Spargel
22 Gramm Leinsamen
200 ml Mandelmilch (ungesüßt)

Proteine 11g, Fett 13g, Kohlenhydrate 12g, Ballaststoffe 15g, 240 Kcal

Zubereitung

Geben Sie die Nüsse, Samen oder Kerne in den großen Behälter. Schrauben Sie die NutriBullet Extraktor-Klingen an der Oberseite des Behälters an. Drehen Sie den Behältern nun um, verbinden Sie ihn mit der NutriBullet Power Base Basiseinheit und starten Sie den Extraktionsvorgang durch eine Drehung. Extrahieren Sie für 30 Sekunden. Geben Sie den Rest der festen Zutaten in den Behälter und drücken alles unter der MAX Linie zusammen. Füllen Sie dann den Behälter mit der jeweiligen Flüssigkeit auf. Schrauben Sie die NutriBullet Extraktor-Klingen an der Oberseite des Behälters an. Drehen Sie den Behältern nun um, verbinden Sie ihn mit der NutriBullet Power Base Basiseinheit und starten Sie den Extraktionsvorgang durch eine Drehung erneut. Extrahieren Sie all das Gute aus den Zutaten bis alles gleichmäßig flüssig ist (rund 20 Sekunden). **Öffnen und genießen!**

RUCOLA BETÖRT LEINSAMEN

Zutaten

40 Gramm Salatblätter
40 Gramm Rucola/Arugura Salat
90 Gramm Clementinenscheiben
120 Gramm geschnittener Spargel
22 Gramm Leinsamen
200 ml Mandelmilch (ungesüßt)

Proteine 9g, Fett 12g, Kohlenhydrate 13g, Ballaststoffe 12g, 222 Kcal

Zubereitung

   Geben Sie die Nüsse, Samen oder Kerne in den großen Behälter. Schrauben Sie die NutriBullet Extraktor-Klingen an der Oberseite des Behälters an. Drehen Sie den Behältern nun um, verbinden Sie ihn mit der NutriBullet Power Base Basiseinheit und starten Sie den Extraktionsvorgang durch eine Drehung. Extrahieren Sie für 30 Sekunden. Geben Sie den Rest der festen Zutaten in den Behälter und drücken alles unter der MAX Linie zusammen. Füllen Sie dann den Behälter mit der jeweiligen Flüssigkeit auf. Schrauben Sie die NutriBullet Extraktor-Klingen an der Oberseite des Behälters an. Drehen Sie den Behältern nun um, verbinden Sie ihn mit der NutriBullet Power Base Basiseinheit und starten Sie den Extraktionsvorgang durch eine Drehung erneut. Extrahieren Sie all das Gute aus den Zutaten bis alles gleichmäßig flüssig ist (rund 20 Sekunden). ***Öffnen und genießen!***

ROTER PAPRIKA REICHTUM

Zutaten

40 Gramm Spinat
40 Gramm Brokkoli Röschen
90 Gramm Erdbeeren
120 Gramm geschnittene Rote Paprika
30 Gramm Walnüsse
200 ml Mandelmilch (ungesüßt)

Proteine 9g, Fett 23g, Kohlenhydrate 14g, Ballaststoffe 9g, 310 Kcal

Zubereitung

Geben Sie die Nüsse, Samen oder Kerne in den großen Behälter. Schrauben Sie die NutriBullet Extraktor-Klingen an der Oberseite des Behälters an. Drehen Sie den Behältern nun um, verbinden Sie ihn mit der NutriBullet Power Base Basiseinheit und starten Sie den Extraktionsvorgang durch eine Drehung. Extrahieren Sie für 30 Sekunden. Geben Sie den Rest der festen Zutaten in den Behälter und drücken alles unter der MAX Linie zusammen. Füllen Sie dann den Behälter mit der jeweiligen Flüssigkeit auf. Schrauben Sie die NutriBullet Extraktor-Klingen an der Oberseite des Behälters an. Drehen Sie den Behältern nun um, verbinden Sie ihn mit der NutriBullet Power Base Basiseinheit und starten Sie den Extraktionsvorgang durch eine Drehung erneut. Extrahieren Sie all das Gute aus den Zutaten bis alles gleichmäßig flüssig ist (rund 20 Sekunden). ***Öffnen und genießen!***

TOMATEN-ORANGEN TANGO

Zutaten

40 Gramm Salatblätter
40 Gramm Kohlblätter gezupft
90 Gramm Orangenstücke
120 Gramm geschnittene Tomaten
22 Gramm Chia-Samen
200 ml Mandelmilch (ungesüßt)

Proteine 8g, Fett 10g, Kohlenhydrate 15g, Ballaststoffe 14g, 217 Kcal

Zubereitung

Geben Sie die Nüsse, Samen oder Kerne in den großen Behälter. Schrauben Sie die NutriBullet Extraktor-Klingen an der Oberseite des Behälters an. Drehen Sie den Behältern nun um, verbinden Sie ihn mit der NutriBullet Power Base Basiseinheit und starten Sie den Extraktionsvorgang durch eine Drehung. Extrahieren Sie für 30 Sekunden. Geben Sie den Rest der festen Zutaten in den Behälter und drücken alles unter der MAX Linie zusammen. Füllen Sie dann den Behälter mit der jeweiligen Flüssigkeit auf. Schrauben Sie die NutriBullet Extraktor-Klingen an der Oberseite des Behälters an. Drehen Sie den Behältern nun um, verbinden Sie ihn mit der NutriBullet Power Base Basiseinheit und starten Sie den Extraktionsvorgang durch eine Drehung erneut. Extrahieren Sie all das Gute aus den Zutaten bis alles gleichmäßig flüssig ist (rund 20 Sekunden). ***Öffnen und genießen!***

SCHWARZBEER-SPINAT MIX

Zutaten

40 Gramm Spinat
40 Gramm Rucola/Arugura Salat
90 Gramm Schwarzbeeren
120 Gramm geschnittener Spargel
22 Gramm Sesamkerne geschält
200 ml Mandelmilch (ungesüßt)

Proteine 10g, Fett 16g, Kohlenhydrate 15g, Ballaststoffe 8g, 248 Kcal

Zubereitung

Geben Sie die Nüsse, Samen oder Kerne in den großen Behälter. Schrauben Sie die NutriBullet Extraktor-Klingen an der Oberseite des Behälters an. Drehen Sie den Behältern nun um, verbinden Sie ihn mit der NutriBullet Power Base Basiseinheit und starten Sie den Extraktionsvorgang durch eine Drehung. Extrahieren Sie für 30 Sekunden. Geben Sie den Rest der festen Zutaten in den Behälter und drücken alles unter der MAX Linie zusammen. Füllen Sie dann den Behälter mit der jeweiligen Flüssigkeit auf. Schrauben Sie die NutriBullet Extraktor-Klingen an der Oberseite des Behälters an. Drehen Sie den Behältern nun um, verbinden Sie ihn mit der NutriBullet Power Base Basiseinheit und starten Sie den Extraktionsvorgang durch eine Drehung erneut. Extrahieren Sie all das Gute aus den Zutaten bis alles gleichmäßig flüssig ist (rund 20 Sekunden). **Öffnen und genießen!**

SPINAT UND BROMBEERE FOREVER

Zutaten

40 Gramm Spinat
40 Gramm Kohlblätter gezupft
90 Gramm Brombeeren
120 Gramm geschnittene Karotten
30 Gramm Pecan-Nüsse
200 ml Mandelmilch (ungesüßt)

Proteine 8g, Fett 25g, Kohlenhydrate 15g, Ballaststoffe 14g, 344 Kcal

Zubereitung

Geben Sie die Nüsse, Samen oder Kerne in den großen Behälter. Schrauben Sie die NutriBullet Extraktor-Klingen an der Oberseite des Behälters an. Drehen Sie den Behältern nun um, verbinden Sie ihn mit der NutriBullet Power Base Basiseinheit und starten Sie den Extraktionsvorgang durch eine Drehung. Extrahieren Sie für 30 Sekunden. Geben Sie den Rest der festen Zutaten in den Behälter und drücken alles unter der MAX Linie zusammen. Füllen Sie dann den Behälter mit der jeweiligen Flüssigkeit auf. Schrauben Sie die NutriBullet Extraktor-Klingen an der Oberseite des Behälters an. Drehen Sie den Behältern nun um, verbinden Sie ihn mit der NutriBullet Power Base Basiseinheit und starten Sie den Extraktionsvorgang durch eine Drehung erneut. Extrahieren Sie all das Gute aus den Zutaten bis alles gleichmäßig flüssig ist (rund 20 Sekunden). ***Öffnen und genießen!***

RUCOLA UMSORGT ORANGE

Zutaten

40 Gramm Kohlblätter gezupft
40 Gramm Rucola/Arugura Salat
90 Gramm Orangenstücke
120 Gramm geschnittene Tomaten
30 Gramm Walnüsse
200 ml Mandelmilch (ungesüßt)

Proteine 9g, Fett 23g, Kohlenhydrate 15g, Ballaststoffe 8g, 306 Kcal

Zubereitung

Geben Sie die Nüsse, Samen oder Kerne in den großen Behälter. Schrauben Sie die NutriBullet Extraktor-Klingen an der Oberseite des Behälters an. Drehen Sie den Behältern nun um, verbinden Sie ihn mit der NutriBullet Power Base Basiseinheit und starten Sie den Extraktionsvorgang durch eine Drehung. Extrahieren Sie für 30 Sekunden. Geben Sie den Rest der festen Zutaten in den Behälter und drücken alles unter der MAX Linie zusammen. Füllen Sie dann den Behälter mit der jeweiligen Flüssigkeit auf. Schrauben Sie die NutriBullet Extraktor-Klingen an der Oberseite des Behälters an. Drehen Sie den Behältern nun um, verbinden Sie ihn mit der NutriBullet Power Base Basiseinheit und starten Sie den Extraktionsvorgang durch eine Drehung erneut. Extrahieren Sie all das Gute aus den Zutaten bis alles gleichmäßig flüssig ist (rund 20 Sekunden). **Öffnen und genießen!**

CLEMENTINEN CONCERTO

Zutaten

40 Gramm Spinat
40 Gramm Salatblätter
90 Gramm Clementinenscheiben
120 Gramm geschnittene Rote Paprika
22 Gramm Sesamkerne geschält
200 ml Mandelmilch (ungesüßt)

Proteine 8g, Fett 16g, Kohlenhydrate 15g, Ballaststoffe 8g, 253 Kcal

Zubereitung

Geben Sie die Nüsse, Samen oder Kerne in den großen Behälter. Schrauben Sie die NutriBullet Extraktor-Klingen an der Oberseite des Behälters an. Drehen Sie den Behältern nun um, verbinden Sie ihn mit der NutriBullet Power Base Basiseinheit und starten Sie den Extraktionsvorgang durch eine Drehung. Extrahieren Sie für 30 Sekunden. Geben Sie den Rest der festen Zutaten in den Behälter und drücken alles unter der MAX Linie zusammen. Füllen Sie dann den Behälter mit der jeweiligen Flüssigkeit auf. Schrauben Sie die NutriBullet Extraktor-Klingen an der Oberseite des Behälters an. Drehen Sie den Behältern nun um, verbinden Sie ihn mit der NutriBullet Power Base Basiseinheit und starten Sie den Extraktionsvorgang durch eine Drehung erneut. Extrahieren Sie all das Gute aus den Zutaten bis alles gleichmäßig flüssig ist (rund 20 Sekunden). ***Öffnen und genießen!***

KOHL UND MANDARINEN TANGO

Zutaten

40 Gramm Kohlblätter gezupft
40 Gramm Salatblätter
90 Gramm Mandarinenscheiben
120 Gramm geschnittene Rote Paprika
22 Gramm Chia-Samen
200 ml Mandelmilch (ungesüßt)

Proteine 8g, Fett 10g, Kohlenhydrate 18g, Ballaststoffe 14g, 238 Kcal

Zubereitung

Geben Sie die Nüsse, Samen oder Kerne in den großen Behälter. Schrauben Sie die NutriBullet Extraktor-Klingen an der Oberseite des Behälters an. Drehen Sie den Behältern nun um, verbinden Sie ihn mit der NutriBullet Power Base Basiseinheit und starten Sie den Extraktionsvorgang durch eine Drehung. Extrahieren Sie für 30 Sekunden. Geben Sie den Rest der festen Zutaten in den Behälter und drücken alles unter der MAX Linie zusammen. Füllen Sie dann den Behälter mit der jeweiligen Flüssigkeit auf. Schrauben Sie die NutriBullet Extraktor-Klingen an der Oberseite des Behälters an. Drehen Sie den Behältern nun um, verbinden Sie ihn mit der NutriBullet Power Base Basiseinheit und starten Sie den Extraktionsvorgang durch eine Drehung erneut. Extrahieren Sie all das Gute aus den Zutaten bis alles gleichmäßig flüssig ist (rund 20 Sekunden). **Öffnen und genießen!**

SPINAT UND GRANATAPFEL KUSS

Zutaten

40 Gramm Salatblätter
40 Gramm Spinat
90 Gramm Granatapfelsamen
120 Gramm geschnittene Tomaten
30 Gramm Pecan-Nüsse
200 ml Mandelmilch (ungesüßt)

Proteine 8g, Fett 25g, Kohlenhydrate 19g, Ballaststoffe 10g, 345 Kcal

Zubereitung

Geben Sie die Nüsse, Samen oder Kerne in den großen Behälter. Schrauben Sie die NutriBullet Extraktor-Klingen an der Oberseite des Behälters an. Drehen Sie den Behältern nun um, verbinden Sie ihn mit der NutriBullet Power Base Basiseinheit und starten Sie den Extraktionsvorgang durch eine Drehung. Extrahieren Sie für 30 Sekunden. Geben Sie den Rest der festen Zutaten in den Behälter und drücken alles unter der MAX Linie zusammen. Füllen Sie dann den Behälter mit der jeweiligen Flüssigkeit auf. Schrauben Sie die NutriBullet Extraktor-Klingen an der Oberseite des Behälters an. Drehen Sie den Behältern nun um, verbinden Sie ihn mit der NutriBullet Power Base Basiseinheit und starten Sie den Extraktionsvorgang durch eine Drehung erneut. Extrahieren Sie all das Gute aus den Zutaten bis alles gleichmäßig flüssig ist (rund 20 Sekunden). ***Öffnen und genießen!***

BROKKOLI UND MANDARINEN ÜBERRASCHUNG

Zutaten

40 Gramm Rucola/Arugura Salat
40 Gramm Brokkoli Röschen
90 Gramm Mandarinenscheiben
120 Gramm geschnittene Rote Paprika
22 Gramm Chia-Samen
200 ml Mandelmilch (ungesüßt)

Proteine 8g, Fett 10g, Kohlenhydrate 19g, Ballaststoffe 14g, 237 Kcal

Zubereitung

Geben Sie die Nüsse, Samen oder Kerne in den großen Behälter. Schrauben Sie die NutriBullet Extraktor-Klingen an der Oberseite des Behälters an. Drehen Sie den Behältern nun um, verbinden Sie ihn mit der NutriBullet Power Base Basiseinheit und starten Sie den Extraktionsvorgang durch eine Drehung. Extrahieren Sie für 30 Sekunden. Geben Sie den Rest der festen Zutaten in den Behälter und drücken alles unter der MAX Linie zusammen. Füllen Sie dann den Behälter mit der jeweiligen Flüssigkeit auf. Schrauben Sie die NutriBullet Extraktor-Klingen an der Oberseite des Behälters an. Drehen Sie den Behältern nun um, verbinden Sie ihn mit der NutriBullet Power Base Basiseinheit und starten Sie den Extraktionsvorgang durch eine Drehung erneut. Extrahieren Sie all das Gute aus den Zutaten bis alles gleichmäßig flüssig ist (rund 20 Sekunden). **Öffnen und genießen!**

RUCOLA REISE

Zutaten

40 Gramm Brokkoli Röschen
40 Gramm Rucola/Arugura Salat
90 Gramm Himbeeren
120 Gramm geschnittener Spargel
22 Gramm Leinsamen
200 ml Halbfettmilch

Proteine 17g, Fett 14g, Kohlenhydrate 19g, Ballaststoffe 16g, 307 Kcal

Zubereitung

Geben Sie die Nüsse, Samen oder Kerne in den großen Behälter. Schrauben Sie die NutriBullet Extraktor-Klingen an der Oberseite des Behälters an. Drehen Sie den Behältern nun um, verbinden Sie ihn mit der NutriBullet Power Base Basiseinheit und starten Sie den Extraktionsvorgang durch eine Drehung. Extrahieren Sie für 30 Sekunden. Geben Sie den Rest der festen Zutaten in den Behälter und drücken alles unter der MAX Linie zusammen. Füllen Sie dann den Behälter mit der jeweiligen Flüssigkeit auf. Schrauben Sie die NutriBullet Extraktor-Klingen an der Oberseite des Behälters an. Drehen Sie den Behältern nun um, verbinden Sie ihn mit der NutriBullet Power Base Basiseinheit und starten Sie den Extraktionsvorgang durch eine Drehung erneut. Extrahieren Sie all das Gute aus den Zutaten bis alles gleichmäßig flüssig ist (rund 20 Sekunden). ***Öffnen und genießen!***

GUAVE UND WALNUSS FANDANGO

Zutaten

80 Gramm Spinat
90 Gramm Guave
120 Gramm geschnittene Karotten
30 Gramm Walnüsse
200 ml Mandelmilch (ungesüßt)

Proteine 11g, Fett 23g, Kohlenhydrate 20g, Ballaststoffe 13g, 350 Kcal

Zubereitung

Geben Sie die Nüsse, Samen oder Kerne in den großen Behälter. Schrauben Sie die NutriBullet Extraktor-Klingen an der Oberseite des Behälters an. Drehen Sie den Behältern nun um, verbinden Sie ihn mit der NutriBullet Power Base Basiseinheit und starten Sie den Extraktionsvorgang durch eine Drehung. Extrahieren Sie für 30 Sekunden. Geben Sie den Rest der festen Zutaten in den Behälter und drücken alles unter der MAX Linie zusammen. Füllen Sie dann den Behälter mit der jeweiligen Flüssigkeit auf. Schrauben Sie die NutriBullet Extraktor-Klingen an der Oberseite des Behälters an. Drehen Sie den Behältern nun um, verbinden Sie ihn mit der NutriBullet Power Base Basiseinheit und starten Sie den Extraktionsvorgang durch eine Drehung erneut. Extrahieren Sie all das Gute aus den Zutaten bis alles gleichmäßig flüssig ist (rund 20 Sekunden). **Öffnen und genießen!**

BRUNNENKRESSE KÜSST SESAM

Zutaten

80 Gramm Brunnenkresse
90 Gramm Avocadostücke
120 Gramm geschnittene Blumenkohlrosen
22 Gramm Sesamkerne geschält
200 ml Mandelmilch (ungesüßt)

Proteine 11g, Fett 29g, Kohlenhydrate 6g, Ballaststoffe 11g, 340 Kcal

Zubereitung

Geben Sie die Nüsse, Samen oder Kerne in den großen Behälter. Schrauben Sie die NutriBullet Extraktor-Klingen an der Oberseite des Behälters an. Drehen Sie den Behältern nun um, verbinden Sie ihn mit der NutriBullet Power Base Basiseinheit und starten Sie den Extraktionsvorgang durch eine Drehung. Extrahieren Sie für 30 Sekunden. Geben Sie den Rest der festen Zutaten in den Behälter und drücken alles unter der MAX Linie zusammen. Füllen Sie dann den Behälter mit der jeweiligen Flüssigkeit auf. Schrauben Sie die NutriBullet Extraktor-Klingen an der Oberseite des Behälters an. Drehen Sie den Behältern nun um, verbinden Sie ihn mit der NutriBullet Power Base Basiseinheit und starten Sie den Extraktionsvorgang durch eine Drehung erneut. Extrahieren Sie all das Gute aus den Zutaten bis alles gleichmäßig flüssig ist (rund 20 Sekunden). ***Öffnen und genießen!***

SPINAT UND SESAM KOMPOSITION

Zutaten

40 Gramm Spinat
40 Gramm Brunnenkresse
90 Gramm Avocadostücke
120 Gramm geschnittene Schwertbohne
22 Gramm Sesamkerne geschält
200 ml Mandelmilch (ungesüßt)

Proteine 11g, Fett 29g, Kohlenhydrate 7g, Ballaststoffe 12g, 345 Kcal

Zubereitung

Geben Sie die Nüsse, Samen oder Kerne in den großen Behälter. Schrauben Sie die NutriBullet Extraktor-Klingen an der Oberseite des Behälters an. Drehen Sie den Behältern nun um, verbinden Sie ihn mit der NutriBullet Power Base Basiseinheit und starten Sie den Extraktionsvorgang durch eine Drehung. Extrahieren Sie für 30 Sekunden. Geben Sie den Rest der festen Zutaten in den Behälter und drücken alles unter der MAX Linie zusammen. Füllen Sie dann den Behälter mit der jeweiligen Flüssigkeit auf. Schrauben Sie die NutriBullet Extraktor-Klingen an der Oberseite des Behälters an. Drehen Sie den Behältern nun um, verbinden Sie ihn mit der NutriBullet Power Base Basiseinheit und starten Sie den Extraktionsvorgang durch eine Drehung erneut. Extrahieren Sie all das Gute aus den Zutaten bis alles gleichmäßig flüssig ist (rund 20 Sekunden). **Öffnen und genießen!**

BRUNNENKRESSE BELOHNUNG

Zutaten

40 Gramm Spinat
40 Gramm Brunnenkresse
90 Gramm Avocadostücke
120 Gramm geschnittene Blumenkohlrosen
22 Gramm Kürbiskerne
200 ml Mandelmilch (ungesüßt)

Proteine 12g, Fett 26g, Kohlenhydrate 8g, Ballaststoffe 11g, 337 Kcal

Zubereitung

Geben Sie die Nüsse, Samen oder Kerne in den großen Behälter. Schrauben Sie die NutriBullet Extraktor-Klingen an der Oberseite des Behälters an. Drehen Sie den Behältern nun um, verbinden Sie ihn mit der NutriBullet Power Base Basiseinheit und starten Sie den Extraktionsvorgang durch eine Drehung. Extrahieren Sie für 30 Sekunden. Geben Sie den Rest der festen Zutaten in den Behälter und drücken alles unter der MAX Linie zusammen. Füllen Sie dann den Behälter mit der jeweiligen Flüssigkeit auf. Schrauben Sie die NutriBullet Extraktor-Klingen an der Oberseite des Behälters an. Drehen Sie den Behältern nun um, verbinden Sie ihn mit der NutriBullet Power Base Basiseinheit und starten Sie den Extraktionsvorgang durch eine Drehung erneut. Extrahieren Sie all das Gute aus den Zutaten bis alles gleichmäßig flüssig ist (rund 20 Sekunden). ***Öffnen und genießen!***

ERDNUSS EXTRAKT

Zutaten

80 Gramm Brunnenkresse
90 Gramm Avocadostücke
120 Gramm geschnittene Schwertbohne
30 Gramm Erdnüsse
200 ml Mandelmilch (ungesüßt)

Proteine 14g, Fett 31g, Kohlenhydrate 9g, Ballaststoffe 12g, 378 Kcal

Zubereitung

Geben Sie die Nüsse, Samen oder Kerne in den großen Behälter. Schrauben Sie die NutriBullet Extraktor-Klingen an der Oberseite des Behälters an. Drehen Sie den Behältern nun um, verbinden Sie ihn mit der NutriBullet Power Base Basiseinheit und starten Sie den Extraktionsvorgang durch eine Drehung. Extrahieren Sie für 30 Sekunden. Geben Sie den Rest der festen Zutaten in den Behälter und drücken alles unter der MAX Linie zusammen. Füllen Sie dann den Behälter mit der jeweiligen Flüssigkeit auf. Schrauben Sie die NutriBullet Extraktor-Klingen an der Oberseite des Behälters an. Drehen Sie den Behältern nun um, verbinden Sie ihn mit der NutriBullet Power Base Basiseinheit und starten Sie den Extraktionsvorgang durch eine Drehung erneut. Extrahieren Sie all das Gute aus den Zutaten bis alles gleichmäßig flüssig ist (rund 20 Sekunden). ***Öffnen und genießen!***

BLUMENKOHL BLÜTE

Zutaten

40 Gramm Brunnenkresse
40 Gramm Brokkoli Röschen
90 Gramm Avocadostücke
120 Gramm geschnittene Blumenkohlrosen
22 Gramm Kürbiskerne
200 ml Mandelmilch (ungesüßt)

Proteine 12g, Fett 26g, Kohlenhydrate 9g, Ballaststoffe 12g, 342 Kcal

Zubereitung

Geben Sie die Nüsse, Samen oder Kerne in den großen Behälter. Schrauben Sie die NutriBullet Extraktor-Klingen an der Oberseite des Behälters an. Drehen Sie den Behältern nun um, verbinden Sie ihn mit der NutriBullet Power Base Basiseinheit und starten Sie den Extraktionsvorgang durch eine Drehung. Extrahieren Sie für 30 Sekunden. Geben Sie den Rest der festen Zutaten in den Behälter und drücken alles unter der MAX Linie zusammen. Füllen Sie dann den Behälter mit der jeweiligen Flüssigkeit auf. Schrauben Sie die NutriBullet Extraktor-Klingen an der Oberseite des Behälters an. Drehen Sie den Behältern nun um, verbinden Sie ihn mit der NutriBullet Power Base Basiseinheit und starten Sie den Extraktionsvorgang durch eine Drehung erneut. Extrahieren Sie all das Gute aus den Zutaten bis alles gleichmäßig flüssig ist (rund 20 Sekunden). ***Öffnen und genießen!***

SESAM SCHÖPFUNG

Zutaten

80 Gramm Brunnenkresse
90 Gramm Avocadostücke
120 Gramm geschnittene Karotten
22 Gramm Sesamkerne geschält
200 ml Mandelmilch (ungesüßt)

Proteine 10g, Fett 29g, Kohlenhydrate 11g, Ballaststoffe 12g, 359 Kcal

Zubereitung

Geben Sie die Nüsse, Samen oder Kerne in den großen Behälter. Schrauben Sie die NutriBullet Extraktor-Klingen an der Oberseite des Behälters an. Drehen Sie den Behältern nun um, verbinden Sie ihn mit der NutriBullet Power Base Basiseinheit und starten Sie den Extraktionsvorgang durch eine Drehung. Extrahieren Sie für 30 Sekunden. Geben Sie den Rest der festen Zutaten in den Behälter und drücken alles unter der MAX Linie zusammen. Füllen Sie dann den Behälter mit der jeweiligen Flüssigkeit auf. Schrauben Sie die NutriBullet Extraktor-Klingen an der Oberseite des Behälters an. Drehen Sie den Behältern nun um, verbinden Sie ihn mit der NutriBullet Power Base Basiseinheit und starten Sie den Extraktionsvorgang durch eine Drehung erneut. Extrahieren Sie all das Gute aus den Zutaten bis alles gleichmäßig flüssig ist (rund 20 Sekunden). ***Öffnen und genießen!***

AVOCADO KAROTTE

Zutaten

40 Gramm Brunnenkresse
40 Gramm Spinat
90 Gramm Avocadostücke
120 Gramm geschnittene Karotten
22 Gramm Sesamkerne geschält
200 ml Mandelmilch (ungesüßt)

Proteine 10g, Fett 29g, Kohlenhydrate 11g, Ballaststoffe 13g, 364 Kcal

Zubereitung

Geben Sie die Nüsse, Samen oder Kerne in den großen Behälter. Schrauben Sie die NutriBullet Extraktor-Klingen an der Oberseite des Behälters an. Drehen Sie den Behältern nun um, verbinden Sie ihn mit der NutriBullet Power Base Basiseinheit und starten Sie den Extraktionsvorgang durch eine Drehung. Extrahieren Sie für 30 Sekunden. Geben Sie den Rest der festen Zutaten in den Behälter und drücken alles unter der MAX Linie zusammen. Füllen Sie dann den Behälter mit der jeweiligen Flüssigkeit auf. Schrauben Sie die NutriBullet Extraktor-Klingen an der Oberseite des Behälters an. Drehen Sie den Behältern nun um, verbinden Sie ihn mit der NutriBullet Power Base Basiseinheit und starten Sie den Extraktionsvorgang durch eine Drehung erneut. Extrahieren Sie all das Gute aus den Zutaten bis alles gleichmäßig flüssig ist (rund 20 Sekunden). ***Öffnen und genießen!***

SPINAT UMSCHMEICHELT SONNENBLUME

Zutaten

40 Gramm Spinat
40 Gramm Brunnenkresse
90 Gramm Avocadostücke
120 Gramm gewürfelte Rote Beete
22 Gramm Sonnenblumenkerne geschält
200 ml Mandelmilch (ungesüßt)

Proteine 11g, Fett 26g, Kohlenhydrate 14g, Ballaststoffe 13g, 349 Kcal

Zubereitung

Geben Sie die Nüsse, Samen oder Kerne in den großen Behälter. Schrauben Sie die NutriBullet Extraktor-Klingen an der Oberseite des Behälters an. Drehen Sie den Behältern nun um, verbinden Sie ihn mit der NutriBullet Power Base Basiseinheit und starten Sie den Extraktionsvorgang durch eine Drehung. Extrahieren Sie für 30 Sekunden. Geben Sie den Rest der festen Zutaten in den Behälter und drücken alles unter der MAX Linie zusammen. Füllen Sie dann den Behälter mit der jeweiligen Flüssigkeit auf. Schrauben Sie die NutriBullet Extraktor-Klingen an der Oberseite des Behälters an. Drehen Sie den Behältern nun um, verbinden Sie ihn mit der NutriBullet Power Base Basiseinheit und starten Sie den Extraktionsvorgang durch eine Drehung erneut. Extrahieren Sie all das Gute aus den Zutaten bis alles gleichmäßig flüssig ist (rund 20 Sekunden). **Öffnen und genießen!**

BROKKOLI UND BRUNNKRESSE ENTSPANNUNG

Zutaten

40 Gramm Brokkoli Röschen
40 Gramm Brunnenkresse
90 Gramm Avocadostücke
120 Gramm gewürfelte Rote Beete
30 Gramm Walnüsse
200 ml Mandelmilch (ungesüßt)

Proteine 11g, Fett 35g, Kohlenhydrate 14g, Ballaststoffe 13g, 435 Kcal

Zubereitung

Geben Sie die Nüsse, Samen oder Kerne in den großen Behälter. Schrauben Sie die NutriBullet Extraktor-Klingen an der Oberseite des Behälters an. Drehen Sie den Behältern nun um, verbinden Sie ihn mit der NutriBullet Power Base Basiseinheit und starten Sie den Extraktionsvorgang durch eine Drehung. Extrahieren Sie für 30 Sekunden. Geben Sie den Rest der festen Zutaten in den Behälter und drücken alles unter der MAX Linie zusammen. Füllen Sie dann den Behälter mit der jeweiligen Flüssigkeit auf. Schrauben Sie die NutriBullet Extraktor-Klingen an der Oberseite des Behälters an. Drehen Sie den Behältern nun um, verbinden Sie ihn mit der NutriBullet Power Base Basiseinheit und starten Sie den Extraktionsvorgang durch eine Drehung erneut. Extrahieren Sie all das Gute aus den Zutaten bis alles gleichmäßig flüssig ist (rund 20 Sekunden). ***Öffnen und genießen!***

BROKKOLI UMARMT KÜRBISKERNE

Zutaten

40 Gramm Brokkoli Röschen
40 Gramm Brunnenkresse
90 Gramm Avocadostücke
120 Gramm geschnittene Karotten
22 Gramm Kürbiskerne
200 ml Mandelmilch (ungesüßt)

Proteine 11g, Fett 26g, Kohlenhydrate 14g, Ballaststoffe 13g, 361 Kcal

Zubereitung

Geben Sie die Nüsse, Samen oder Kerne in den großen Behälter. Schrauben Sie die NutriBullet Extraktor-Klingen an der Oberseite des Behälters an. Drehen Sie den Behältern nun um, verbinden Sie ihn mit der NutriBullet Power Base Basiseinheit und starten Sie den Extraktionsvorgang durch eine Drehung. Extrahieren Sie für 30 Sekunden. Geben Sie den Rest der festen Zutaten in den Behälter und drücken alles unter der MAX Linie zusammen. Füllen Sie dann den Behälter mit der jeweiligen Flüssigkeit auf. Schrauben Sie die NutriBullet Extraktor-Klingen an der Oberseite des Behälters an. Drehen Sie den Behältern nun um, verbinden Sie ihn mit der NutriBullet Power Base Basiseinheit und starten Sie den Extraktionsvorgang durch eine Drehung erneut. Extrahieren Sie all das Gute aus den Zutaten bis alles gleichmäßig flüssig ist (rund 20 Sekunden). **Öffnen und genießen!**

SPINAT UND AVOCADO LÖSUNG

Zutaten

40 Gramm Spinat
40 Gramm Brokkoli Röschen
90 Gramm Avocadostücke
120 Gramm geschnittene Karotten
22 Gramm Kürbiskerne
200 ml Mandelmilch (ungesüßt)

Proteine 11g, Fett 26g, Kohlenhydrate 14g, Ballaststoffe 13g, 366 Kcal

Zubereitung

Geben Sie die Nüsse, Samen oder Kerne in den großen Behälter. Schrauben Sie die NutriBullet Extraktor-Klingen an der Oberseite des Behälters an. Drehen Sie den Behältern nun um, verbinden Sie ihn mit der NutriBullet Power Base Basiseinheit und starten Sie den Extraktionsvorgang durch eine Drehung. Extrahieren Sie für 30 Sekunden. Geben Sie den Rest der festen Zutaten in den Behälter und drücken alles unter der MAX Linie zusammen. Füllen Sie dann den Behälter mit der jeweiligen Flüssigkeit auf. Schrauben Sie die NutriBullet Extraktor-Klingen an der Oberseite des Behälters an. Drehen Sie den Behältern nun um, verbinden Sie ihn mit der NutriBullet Power Base Basiseinheit und starten Sie den Extraktionsvorgang durch eine Drehung erneut. Extrahieren Sie all das Gute aus den Zutaten bis alles gleichmäßig flüssig ist (rund 20 Sekunden). ***Öffnen und genießen!***

SCHWERTBOHNEN WIRBEL

Zutaten

40 Gramm Brokkoli Röschen
40 Gramm Brunnenkresse
90 Gramm Aprikosenhälften
120 Gramm geschnittene Schwertbohne
22 Gramm Sesamkerne geschält
200 ml Mandelmilch (ungesüßt)

Proteine 10g, Fett 16g, Kohlenhydrate 14g, Ballaststoffe 8g, 248 Kcal

Zubereitung

Geben Sie die Nüsse, Samen oder Kerne in den großen Behälter. Schrauben Sie die NutriBullet Extraktor-Klingen an der Oberseite des Behälters an. Drehen Sie den Behältern nun um, verbinden Sie ihn mit der NutriBullet Power Base Basiseinheit und starten Sie den Extraktionsvorgang durch eine Drehung. Extrahieren Sie für 30 Sekunden. Geben Sie den Rest der festen Zutaten in den Behälter und drücken alles unter der MAX Linie zusammen. Füllen Sie dann den Behälter mit der jeweiligen Flüssigkeit auf. Schrauben Sie die NutriBullet Extraktor-Klingen an der Oberseite des Behälters an. Drehen Sie den Behältern nun um, verbinden Sie ihn mit der NutriBullet Power Base Basiseinheit und starten Sie den Extraktionsvorgang durch eine Drehung erneut. Extrahieren Sie all das Gute aus den Zutaten bis alles gleichmäßig flüssig ist (rund 20 Sekunden). **Öffnen und genießen!**

BROKKOLI LIEBT SPINAT

Zutaten

40 Gramm Brokkoli Röschen
40 Gramm Spinat
90 Gramm Avocadostücke
120 Gramm gewürfelte Rote Beete
30 Gramm Erdnüsse
200 ml Mandelmilch (ungesüßt)

Proteine 15g, Fett 31g, Kohlenhydrate 14g, Ballaststoffe 15g, 414 Kcal

Zubereitung

Geben Sie die Nüsse, Samen oder Kerne in den großen Behälter. Schrauben Sie die NutriBullet Extraktor-Klingen an der Oberseite des Behälters an. Drehen Sie den Behältern nun um, verbinden Sie ihn mit der NutriBullet Power Base Basiseinheit und starten Sie den Extraktionsvorgang durch eine Drehung. Extrahieren Sie für 30 Sekunden. Geben Sie den Rest der festen Zutaten in den Behälter und drücken alles unter der MAX Linie zusammen. Füllen Sie dann den Behälter mit der jeweiligen Flüssigkeit auf. Schrauben Sie die NutriBullet Extraktor-Klingen an der Oberseite des Behälters an. Drehen Sie den Behältern nun um, verbinden Sie ihn mit der NutriBullet Power Base Basiseinheit und starten Sie den Extraktionsvorgang durch eine Drehung erneut. Extrahieren Sie all das Gute aus den Zutaten bis alles gleichmäßig flüssig ist (rund 20 Sekunden). ***Öffnen und genießen!***

APRIKOSE AUFGUSS

Zutaten

40 Gramm Brunnenkresse
40 Gramm Spinat
90 Gramm Aprikosenhälften
120 Gramm geschnittene Schwertbohne
22 Gramm Chia-Samen
200 ml Mandelmilch (ungesüßt)

Proteine 10g, Fett 10g, Kohlenhydrate 15g, Ballaststoffe 14g, 219 Kcal

Zubereitung

Geben Sie die Nüsse, Samen oder Kerne in den großen Behälter. Schrauben Sie die NutriBullet Extraktor-Klingen an der Oberseite des Behälters an. Drehen Sie den Behältern nun um, verbinden Sie ihn mit der NutriBullet Power Base Basiseinheit und starten Sie den Extraktionsvorgang durch eine Drehung. Extrahieren Sie für 30 Sekunden. Geben Sie den Rest der festen Zutaten in den Behälter und drücken alles unter der MAX Linie zusammen. Füllen Sie dann den Behälter mit der jeweiligen Flüssigkeit auf. Schrauben Sie die NutriBullet Extraktor-Klingen an der Oberseite des Behälters an. Drehen Sie den Behältern nun um, verbinden Sie ihn mit der NutriBullet Power Base Basiseinheit und starten Sie den Extraktionsvorgang durch eine Drehung erneut. Extrahieren Sie all das Gute aus den Zutaten bis alles gleichmäßig flüssig ist (rund 20 Sekunden). **Öffnen und genießen!**

BRUNNENKRESSE BEGEHRT CHIA

Zutaten

40 Gramm Brunnenkresse
40 Gramm Brokkoli Röschen
90 Gramm Aprikosenhälften
120 Gramm geschnittene Blumenkohlrosen
22 Gramm Chia-Samen
200 ml Mandelmilch (ungesüßt)

Proteine 10g, Fett 10g, Kohlenhydrate 16g, Ballaststoffe 14g, 224 Kcal

Zubereitung

Geben Sie die Nüsse, Samen oder Kerne in den großen Behälter. Schrauben Sie die NutriBullet Extraktor-Klingen an der Oberseite des Behälters an. Drehen Sie den Behältern nun um, verbinden Sie ihn mit der NutriBullet Power Base Basiseinheit und starten Sie den Extraktionsvorgang durch eine Drehung. Extrahieren Sie für 30 Sekunden. Geben Sie den Rest der festen Zutaten in den Behälter und drücken alles unter der MAX Linie zusammen. Füllen Sie dann den Behälter mit der jeweiligen Flüssigkeit auf. Schrauben Sie die NutriBullet Extraktor-Klingen an der Oberseite des Behälters an. Drehen Sie den Behältern nun um, verbinden Sie ihn mit der NutriBullet Power Base Basiseinheit und starten Sie den Extraktionsvorgang durch eine Drehung erneut. Extrahieren Sie all das Gute aus den Zutaten bis alles gleichmäßig flüssig ist (rund 20 Sekunden). **Öffnen und genießen!**

AVOCADO UND SCHWERTBOHNE PERFEKTION

Zutaten

40 Gramm Brunnenkresse
40 Gramm Brokkoli Röschen
90 Gramm Avocadostücke
120 Gramm geschnittene Schwertbohne
30 Gramm Cashew-Nüsse
200 ml Mandelmilch (ungesüßt)

Proteine 12g, Fett 29g, Kohlenhydrate 16g, Ballaststoffe 12g, 383 Kcal

Zubereitung

Geben Sie die Nüsse, Samen oder Kerne in den großen Behälter. Schrauben Sie die NutriBullet Extraktor-Klingen an der Oberseite des Behälters an. Drehen Sie den Behältern nun um, verbinden Sie ihn mit der NutriBullet Power Base Basiseinheit und starten Sie den Extraktionsvorgang durch eine Drehung. Extrahieren Sie für 30 Sekunden. Geben Sie den Rest der festen Zutaten in den Behälter und drücken alles unter der MAX Linie zusammen. Füllen Sie dann den Behälter mit der jeweiligen Flüssigkeit auf. Schrauben Sie die NutriBullet Extraktor-Klingen an der Oberseite des Behälters an. Drehen Sie den Behältern nun um, verbinden Sie ihn mit der NutriBullet Power Base Basiseinheit und starten Sie den Extraktionsvorgang durch eine Drehung erneut. Extrahieren Sie all das Gute aus den Zutaten bis alles gleichmäßig flüssig ist (rund 20 Sekunden). ***Öffnen und genießen!***

BROKKOLI UND SONNENBLUMEN BELOHNUNG

Zutaten

40 Gramm Brokkoli Röschen
40 Gramm Spinat
90 Gramm Aprikosenhälften
120 Gramm geschnittene Blumenkohlrosen
22 Gramm Sonnenblumenkerne geschält
200 ml Mandelmilch (ungesüßt)

Proteine 11g, Fett 14g, Kohlenhydrate 17g, Ballaststoffe 8g, 235 Kcal

Zubereitung

Geben Sie die Nüsse, Samen oder Kerne in den großen Behälter. Schrauben Sie die NutriBullet Extraktor-Klingen an der Oberseite des Behälters an. Drehen Sie den Behältern nun um, verbinden Sie ihn mit der NutriBullet Power Base Basiseinheit und starten Sie den Extraktionsvorgang durch eine Drehung. Extrahieren Sie für 30 Sekunden. Geben Sie den Rest der festen Zutaten in den Behälter und drücken alles unter der MAX Linie zusammen. Füllen Sie dann den Behälter mit der jeweiligen Flüssigkeit auf. Schrauben Sie die NutriBullet Extraktor-Klingen an der Oberseite des Behälters an. Drehen Sie den Behältern nun um, verbinden Sie ihn mit der NutriBullet Power Base Basiseinheit und starten Sie den Extraktionsvorgang durch eine Drehung erneut. Extrahieren Sie all das Gute aus den Zutaten bis alles gleichmäßig flüssig ist (rund 20 Sekunden). ***Öffnen und genießen!***

APRIKOSE HERZT ROTE BEETE

Zutaten

80 Gramm Brunnenkresse
90 Gramm Aprikosenhälften
120 Gramm gewürfelte Rote Beete
22 Gramm Kürbiskerne
200 ml Mandelmilch (ungesüßt)

Proteine 11g, Fett 13g, Kohlenhydrate 19g, Ballaststoffe 8g, 253 Kcal

Zubereitung

Geben Sie die Nüsse, Samen oder Kerne in den großen Behälter. Schrauben Sie die NutriBullet Extraktor-Klingen an der Oberseite des Behälters an. Drehen Sie den Behältern nun um, verbinden Sie ihn mit der NutriBullet Power Base Basiseinheit und starten Sie den Extraktionsvorgang durch eine Drehung. Extrahieren Sie für 30 Sekunden. Geben Sie den Rest der festen Zutaten in den Behälter und drücken alles unter der MAX Linie zusammen. Füllen Sie dann den Behälter mit der jeweiligen Flüssigkeit auf. Schrauben Sie die NutriBullet Extraktor-Klingen an der Oberseite des Behälters an. Drehen Sie den Behältern nun um, verbinden Sie ihn mit der NutriBullet Power Base Basiseinheit und starten Sie den Extraktionsvorgang durch eine Drehung erneut. Extrahieren Sie all das Gute aus den Zutaten bis alles gleichmäßig flüssig ist (rund 20 Sekunden). **Öffnen und genießen!**

AVOCADO TRIFFT WALNUSS

Zutaten

40 Gramm Brokkoli Röschen
40 Gramm Spinat
90 Gramm Avocadostücke
120 Gramm geschnittene Schwertbohne
30 Gramm Walnüsse
200 ml Halbfettmilch

Proteine 18g, Fett 37g, Kohlenhydrate 19g, Ballaststoffe 13g, 492 Kcal

Zubereitung

Geben Sie die Nüsse, Samen oder Kerne in den großen Behälter. Schrauben Sie die NutriBullet Extraktor-Klingen an der Oberseite des Behälters an. Drehen Sie den Behältern nun um, verbinden Sie ihn mit der NutriBullet Power Base Basiseinheit und starten Sie den Extraktionsvorgang durch eine Drehung. Extrahieren Sie für 30 Sekunden. Geben Sie den Rest der festen Zutaten in den Behälter und drücken alles unter der MAX Linie zusammen. Füllen Sie dann den Behälter mit der jeweiligen Flüssigkeit auf. Schrauben Sie die NutriBullet Extraktor-Klingen an der Oberseite des Behälters an. Drehen Sie den Behältern nun um, verbinden Sie ihn mit der NutriBullet Power Base Basiseinheit und starten Sie den Extraktionsvorgang durch eine Drehung erneut. Extrahieren Sie all das Gute aus den Zutaten bis alles gleichmäßig flüssig ist (rund 20 Sekunden). ***Öffnen und genießen!***

SPINAT BEGEHRT KÜRBISKERNE

Zutaten

80 Gramm Spinat
90 Gramm Aprikosenhälften
120 Gramm gewürfelte Rote Beete
22 Gramm Kürbiskerne
200 ml Mandelmilch (ungesüßt)

Proteine 12g, Fett 13g, Kohlenhydrate 20g, Ballaststoffe 9g, 263 Kcal

Zubereitung

Geben Sie die Nüsse, Samen oder Kerne in den großen Behälter. Schrauben Sie die NutriBullet Extraktor-Klingen an der Oberseite des Behälters an. Drehen Sie den Behältern nun um, verbinden Sie ihn mit der NutriBullet Power Base Basiseinheit und starten Sie den Extraktionsvorgang durch eine Drehung. Extrahieren Sie für 30 Sekunden. Geben Sie den Rest der festen Zutaten in den Behälter und drücken alles unter der MAX Linie zusammen. Füllen Sie dann den Behälter mit der jeweiligen Flüssigkeit auf. Schrauben Sie die NutriBullet Extraktor-Klingen an der Oberseite des Behälters an. Drehen Sie den Behältern nun um, verbinden Sie ihn mit der NutriBullet Power Base Basiseinheit und starten Sie den Extraktionsvorgang durch eine Drehung erneut. Extrahieren Sie all das Gute aus den Zutaten bis alles gleichmäßig flüssig ist (rund 20 Sekunden). **Öffnen und genießen!**

AVOCADO UND SPARGEL LEIDENSCHAFT

Zutaten

40 Gramm Grünkohl
40 Gramm Fenchel
90 Gramm Avocadostücke
120 Gramm geschnittener Spargel
22 Gramm Sesamkerne geschält
200 ml Wasser

Proteine 9g, Fett 26g, Kohlenhydrate 7g, Ballaststoffe 12g, 321 Kcal

Zubereitung

Geben Sie die Nüsse, Samen oder Kerne in den großen Behälter. Schrauben Sie die NutriBullet Extraktor-Klingen an der Oberseite des Behälters an. Drehen Sie den Behältern nun um, verbinden Sie ihn mit der NutriBullet Power Base Basiseinheit und starten Sie den Extraktionsvorgang durch eine Drehung. Extrahieren Sie für 30 Sekunden. Geben Sie den Rest der festen Zutaten in den Behälter und drücken alles unter der MAX Linie zusammen. Füllen Sie dann den Behälter mit der jeweiligen Flüssigkeit auf. Schrauben Sie die NutriBullet Extraktor-Klingen an der Oberseite des Behälters an. Drehen Sie den Behältern nun um, verbinden Sie ihn mit der NutriBullet Power Base Basiseinheit und starten Sie den Extraktionsvorgang durch eine Drehung erneut. Extrahieren Sie all das Gute aus den Zutaten bis alles gleichmäßig flüssig ist (rund 20 Sekunden). ***Öffnen und genießen!***

GRAPEFRUIT GESANG

Zutaten

40 Gramm Brunnenkresse
40 Gramm Rotkohl oder Weißkohl
90 Gramm Grapefruit-Stücke
120 Gramm geschnittener Spargel
22 Gramm Sesamkerne geschält
200 ml Wasser

Proteine 9g, Fett 13g, Kohlenhydrate 11g, Ballaststoffe 6g, 201 Kcal

Zubereitung

Geben Sie die Nüsse, Samen oder Kerne in den großen Behälter. Schrauben Sie die NutriBullet Extraktor-Klingen an der Oberseite des Behälters an. Drehen Sie den Behältern nun um, verbinden Sie ihn mit der NutriBullet Power Base Basiseinheit und starten Sie den Extraktionsvorgang durch eine Drehung. Extrahieren Sie für 30 Sekunden. Geben Sie den Rest der festen Zutaten in den Behälter und drücken alles unter der MAX Linie zusammen. Füllen Sie dann den Behälter mit der jeweiligen Flüssigkeit auf. Schrauben Sie die NutriBullet Extraktor-Klingen an der Oberseite des Behälters an. Drehen Sie den Behältern nun um, verbinden Sie ihn mit der NutriBullet Power Base Basiseinheit und starten Sie den Extraktionsvorgang durch eine Drehung erneut. Extrahieren Sie all das Gute aus den Zutaten bis alles gleichmäßig flüssig ist (rund 20 Sekunden). **Öffnen und genießen!**

PARANUSS PATENTREZEPT

Zutaten

40 Gramm Fenchel
40 Gramm Kohlblätter gezupft
90 Gramm Avocadostücke
120 Gramm gewürfelte Rote Beete
30 Gramm Para-Nüsse
200 ml Wasser

Proteine 10g, Fett 34g, Kohlenhydrate 13g, Ballaststoffe 14g, 419 Kcal

Zubereitung

Geben Sie die Nüsse, Samen oder Kerne in den großen Behälter. Schrauben Sie die NutriBullet Extraktor-Klingen an der Oberseite des Behälters an. Drehen Sie den Behältern nun um, verbinden Sie ihn mit der NutriBullet Power Base Basiseinheit und starten Sie den Extraktionsvorgang durch eine Drehung. Extrahieren Sie für 30 Sekunden. Geben Sie den Rest der festen Zutaten in den Behälter und drücken alles unter der MAX Linie zusammen. Füllen Sie dann den Behälter mit der jeweiligen Flüssigkeit auf. Schrauben Sie die NutriBullet Extraktor-Klingen an der Oberseite des Behälters an. Drehen Sie den Behältern nun um, verbinden Sie ihn mit der NutriBullet Power Base Basiseinheit und starten Sie den Extraktionsvorgang durch eine Drehung erneut. Extrahieren Sie all das Gute aus den Zutaten bis alles gleichmäßig flüssig ist (rund 20 Sekunden). ***Öffnen und genießen!***

KOHL & APFEL FANTASIE

Zutaten

40 Gramm Kohlblätter gezupft
40 Gramm Fenchel
90 Gramm Apfelscheiben
120 Gramm geschnittener Spargel
30 Gramm Para-Nüsse
200 ml Wasser

Proteine 9g, Fett 21g, Kohlenhydrate 16g, Ballaststoffe 9g, 294 Kcal

Zubereitung

Geben Sie die Nüsse, Samen oder Kerne in den großen Behälter. Schrauben Sie die NutriBullet Extraktor-Klingen an der Oberseite des Behälters an. Drehen Sie den Behältern nun um, verbinden Sie ihn mit der NutriBullet Power Base Basiseinheit und starten Sie den Extraktionsvorgang durch eine Drehung. Extrahieren Sie für 30 Sekunden. Geben Sie den Rest der festen Zutaten in den Behälter und drücken alles unter der MAX Linie zusammen. Füllen Sie dann den Behälter mit der jeweiligen Flüssigkeit auf. Schrauben Sie die NutriBullet Extraktor-Klingen an der Oberseite des Behälters an. Drehen Sie den Behältern nun um, verbinden Sie ihn mit der NutriBullet Power Base Basiseinheit und starten Sie den Extraktionsvorgang durch eine Drehung erneut. Extrahieren Sie all das Gute aus den Zutaten bis alles gleichmäßig flüssig ist (rund 20 Sekunden). **Öffnen und genießen!**

ROTKOHL UND ANANAS GLÜCK

Zutaten

40 Gramm Brokkoli Röschen
40 Gramm Rotkohl oder Weißkohl
90 Gramm Ananasstücke
120 Gramm geschnittener Spargel
30 Gramm Para-Nüsse
200 ml Wasser

Proteine 9g, Fett 21g, Kohlenhydrate 18g, Ballaststoffe 8g, 292 Kcal

Zubereitung

Geben Sie die Nüsse, Samen oder Kerne in den großen Behälter. Schrauben Sie die NutriBullet Extraktor-Klingen an der Oberseite des Behälters an. Drehen Sie den Behältern nun um, verbinden Sie ihn mit der NutriBullet Power Base Basiseinheit und starten Sie den Extraktionsvorgang durch eine Drehung. Extrahieren Sie für 30 Sekunden. Geben Sie den Rest der festen Zutaten in den Behälter und drücken alles unter der MAX Linie zusammen. Füllen Sie dann den Behälter mit der jeweiligen Flüssigkeit auf. Schrauben Sie die NutriBullet Extraktor-Klingen an der Oberseite des Behälters an. Drehen Sie den Behältern nun um, verbinden Sie ihn mit der NutriBullet Power Base Basiseinheit und starten Sie den Extraktionsvorgang durch eine Drehung erneut. Extrahieren Sie all das Gute aus den Zutaten bis alles gleichmäßig flüssig ist (rund 20 Sekunden). ***Öffnen und genießen!***

GRÜNKOHL UMSORGT SESAM

Zutaten

40 Gramm Grünkohl
40 Gramm Rotkohl oder Weißkohl
90 Gramm Grapefruit-Stücke
120 Gramm gewürfelte Rote Beete
22 Gramm Sesamkerne geschält
200 ml Wasser

Proteine 8g, Fett 13g, Kohlenhydrate 18g, Ballaststoffe 8g, 234 Kcal

Zubereitung

Geben Sie die Nüsse, Samen oder Kerne in den großen Behälter. Schrauben Sie die NutriBullet Extraktor-Klingen an der Oberseite des Behälters an. Drehen Sie den Behältern nun um, verbinden Sie ihn mit der NutriBullet Power Base Basiseinheit und starten Sie den Extraktionsvorgang durch eine Drehung. Extrahieren Sie für 30 Sekunden. Geben Sie den Rest der festen Zutaten in den Behälter und drücken alles unter der MAX Linie zusammen. Füllen Sie dann den Behälter mit der jeweiligen Flüssigkeit auf. Schrauben Sie die NutriBullet Extraktor-Klingen an der Oberseite des Behälters an. Drehen Sie den Behältern nun um, verbinden Sie ihn mit der NutriBullet Power Base Basiseinheit und starten Sie den Extraktionsvorgang durch eine Drehung erneut. Extrahieren Sie all das Gute aus den Zutaten bis alles gleichmäßig flüssig ist (rund 20 Sekunden). ***Öffnen und genießen!***

BROMBEERE UMSCHMEICHELT HASELNUSS

Zutaten

40 Gramm Rucola/Arugura Salat
40 Gramm Minze
90 Gramm Brombeeren
120 Gramm geschnittene Tomaten
30 Gramm Haselnüsse
200 ml Mandelmilch (ungesüßt)

Proteine 9g, Fett 21g, Kohlenhydrate 11g, Ballaststoffe 13g, 298 Kcal

Zubereitung

Geben Sie die Nüsse, Samen oder Kerne in den großen Behälter. Schrauben Sie die NutriBullet Extraktor-Klingen an der Oberseite des Behälters an. Drehen Sie den Behältern nun um, verbinden Sie ihn mit der NutriBullet Power Base Basiseinheit und starten Sie den Extraktionsvorgang durch eine Drehung. Extrahieren Sie für 30 Sekunden. Geben Sie den Rest der festen Zutaten in den Behälter und drücken alles unter der MAX Linie zusammen. Füllen Sie dann den Behälter mit der jeweiligen Flüssigkeit auf. Schrauben Sie die NutriBullet Extraktor-Klingen an der Oberseite des Behälters an. Drehen Sie den Behältern nun um, verbinden Sie ihn mit der NutriBullet Power Base Basiseinheit und starten Sie den Extraktionsvorgang durch eine Drehung erneut. Extrahieren Sie all das Gute aus den Zutaten bis alles gleichmäßig flüssig ist (rund 20 Sekunden). **Öffnen und genießen!**

GRÜNKOHL GLÜCK

Zutaten

40 Gramm Brunnenkresse
40 Gramm Grünkohl
90 Gramm Erdbeeren
120 Gramm geschnittene Tomaten
30 Gramm Mandeln
200 ml Wasser

Proteine 9g, Fett 16g, Kohlenhydrate 12g, Ballaststoffe 8g, 241 Kcal

Zubereitung

Geben Sie die Nüsse, Samen oder Kerne in den großen Behälter. Schrauben Sie die NutriBullet Extraktor-Klingen an der Oberseite des Behälters an. Drehen Sie den Behältern nun um, verbinden Sie ihn mit der NutriBullet Power Base Basiseinheit und starten Sie den Extraktionsvorgang durch eine Drehung. Extrahieren Sie für 30 Sekunden. Geben Sie den Rest der festen Zutaten in den Behälter und drücken alles unter der MAX Linie zusammen. Füllen Sie dann den Behälter mit der jeweiligen Flüssigkeit auf. Schrauben Sie die NutriBullet Extraktor-Klingen an der Oberseite des Behälters an. Drehen Sie den Behältern nun um, verbinden Sie ihn mit der NutriBullet Power Base Basiseinheit und starten Sie den Extraktionsvorgang durch eine Drehung erneut. Extrahieren Sie all das Gute aus den Zutaten bis alles gleichmäßig flüssig ist (rund 20 Sekunden). **Öffnen und genießen!**

WALNUSS AVOCADO GENUSS

Zutaten

40 Gramm Spinat
40 Gramm Grünkohl
90 Gramm Avocadostücke
120 Gramm geschnittene Tomaten
30 Gramm Walnüsse
200 ml Kokosnussmilch

Proteine 9g, Fett 35g, Kohlenhydrate 14g, Ballaststoffe 11g, 420 Kcal

Zubereitung

Geben Sie die Nüsse, Samen oder Kerne in den großen Behälter. Schrauben Sie die NutriBullet Extraktor-Klingen an der Oberseite des Behälters an. Drehen Sie den Behältern nun um, verbinden Sie ihn mit der NutriBullet Power Base Basiseinheit und starten Sie den Extraktionsvorgang durch eine Drehung. Extrahieren Sie für 30 Sekunden. Geben Sie den Rest der festen Zutaten in den Behälter und drücken alles unter der MAX Linie zusammen. Füllen Sie dann den Behälter mit der jeweiligen Flüssigkeit auf. Schrauben Sie die NutriBullet Extraktor-Klingen an der Oberseite des Behälters an. Drehen Sie den Behältern nun um, verbinden Sie ihn mit der NutriBullet Power Base Basiseinheit und starten Sie den Extraktionsvorgang durch eine Drehung erneut. Extrahieren Sie all das Gute aus den Zutaten bis alles gleichmäßig flüssig ist (rund 20 Sekunden). **Öffnen und genießen!**

BROMBEERE KÜSST KAROTTE

Zutaten

40 Gramm Brunnenkresse
40 Gramm Minze
90 Gramm Brombeeren
120 Gramm geschnittene Karotten
22 Gramm Kürbiskerne
200 ml Mandelmilch (ungesüßt)

Proteine 11g, Fett 13g, Kohlenhydrate 15g, Ballaststoffe 13g, 260 Kcal

Zubereitung

Geben Sie die Nüsse, Samen oder Kerne in den großen Behälter. Schrauben Sie die NutriBullet Extraktor-Klingen an der Oberseite des Behälters an. Drehen Sie den Behältern nun um, verbinden Sie ihn mit der NutriBullet Power Base Basiseinheit und starten Sie den Extraktionsvorgang durch eine Drehung. Extrahieren Sie für 30 Sekunden. Geben Sie den Rest der festen Zutaten in den Behälter und drücken alles unter der MAX Linie zusammen. Füllen Sie dann den Behälter mit der jeweiligen Flüssigkeit auf. Schrauben Sie die NutriBullet Extraktor-Klingen an der Oberseite des Behälters an. Drehen Sie den Behältern nun um, verbinden Sie ihn mit der NutriBullet Power Base Basiseinheit und starten Sie den Extraktionsvorgang durch eine Drehung erneut. Extrahieren Sie all das Gute aus den Zutaten bis alles gleichmäßig flüssig ist (rund 20 Sekunden). **Öffnen und genießen!**

BRUNNENKRESSE BETÖRT SENFKOHL

Zutaten

40 Gramm Brunnenkresse
40 Gramm Senfkohl
90 Gramm Avocadostücke
120 Gramm geschnittene Karotten
22 Gramm Leinsamen
200 ml Kokosnussmilch

Proteine 9g, Fett 25g, Kohlenhydrate 16g, Ballaststoffe 16g, 360 Kcal

Zubereitung

Geben Sie die Nüsse, Samen oder Kerne in den großen Behälter. Schrauben Sie die NutriBullet Extraktor-Klingen an der Oberseite des Behälters an. Drehen Sie den Behältern nun um, verbinden Sie ihn mit der NutriBullet Power Base Basiseinheit und starten Sie den Extraktionsvorgang durch eine Drehung. Extrahieren Sie für 30 Sekunden. Geben Sie den Rest der festen Zutaten in den Behälter und drücken alles unter der MAX Linie zusammen. Füllen Sie dann den Behälter mit der jeweiligen Flüssigkeit auf. Schrauben Sie die NutriBullet Extraktor-Klingen an der Oberseite des Behälters an. Drehen Sie den Behältern nun um, verbinden Sie ihn mit der NutriBullet Power Base Basiseinheit und starten Sie den Extraktionsvorgang durch eine Drehung erneut. Extrahieren Sie all das Gute aus den Zutaten bis alles gleichmäßig flüssig ist (rund 20 Sekunden). ***Öffnen und genießen!***

RUCOLA UND SPINAT ZAUBER

Zutaten

40 Gramm Rucola/Arugura Salat
40 Gramm Spinat
90 Gramm Schwarzbeeren
120 Gramm geschnittene Tomaten
30 Gramm Pecan-Nüsse
200 ml Wasser

Proteine 6g, Fett 22g, Kohlenhydrate 17g, Ballaststoffe 8g, 295 Kcal

Zubereitung

Geben Sie die Nüsse, Samen oder Kerne in den großen Behälter. Schrauben Sie die NutriBullet Extraktor-Klingen an der Oberseite des Behälters an. Drehen Sie den Behältern nun um, verbinden Sie ihn mit der NutriBullet Power Base Basiseinheit und starten Sie den Extraktionsvorgang durch eine Drehung. Extrahieren Sie für 30 Sekunden. Geben Sie den Rest der festen Zutaten in den Behälter und drücken alles unter der MAX Linie zusammen. Füllen Sie dann den Behälter mit der jeweiligen Flüssigkeit auf. Schrauben Sie die NutriBullet Extraktor-Klingen an der Oberseite des Behälters an. Drehen Sie den Behältern nun um, verbinden Sie ihn mit der NutriBullet Power Base Basiseinheit und starten Sie den Extraktionsvorgang durch eine Drehung erneut. Extrahieren Sie all das Gute aus den Zutaten bis alles gleichmäßig flüssig ist (rund 20 Sekunden). **Öffnen und genießen!**

MINZE-RUCOLA-ERDBEER MEDLEY

Zutaten

40 Gramm Minze
40 Gramm Rucola/Arugura Salat
90 Gramm Erdbeeren
120 Gramm geschnittene Tomaten
30 Gramm Walnüsse
200 ml Haselnussmilch

Proteine 9g, Fett 24g, Kohlenhydrate 18g, Ballaststoffe 9g, 328 Kcal

Zubereitung

   Geben Sie die Nüsse, Samen oder Kerne in den großen Behälter. Schrauben Sie die NutriBullet Extraktor-Klingen an der Oberseite des Behälters an. Drehen Sie den Behältern nun um, verbinden Sie ihn mit der NutriBullet Power Base Basiseinheit und starten Sie den Extraktionsvorgang durch eine Drehung. Extrahieren Sie für 30 Sekunden. Geben Sie den Rest der festen Zutaten in den Behälter und drücken alles unter der MAX Linie zusammen. Füllen Sie dann den Behälter mit der jeweiligen Flüssigkeit auf. Schrauben Sie die NutriBullet Extraktor-Klingen an der Oberseite des Behälters an. Drehen Sie den Behältern nun um, verbinden Sie ihn mit der NutriBullet Power Base Basiseinheit und starten Sie den Extraktionsvorgang durch eine Drehung erneut. Extrahieren Sie all das Gute aus den Zutaten bis alles gleichmäßig flüssig ist (rund 20 Sekunden). **Öffnen und genießen!**

BRUNNENKRESSE UND MANDEL MEDLEY

Zutaten

40 Gramm Grünkohl
40 Gramm Brunnenkresse
90 Gramm Schwarzbeeren
120 Gramm geschnittene Tomaten
30 Gramm Mandeln
200 ml Wasser

Proteine 9g, Fett 16g, Kohlenhydrate 18g, Ballaststoffe 8g, 264 Kcal

Zubereitung

Geben Sie die Nüsse, Samen oder Kerne in den großen Behälter. Schrauben Sie die NutriBullet Extraktor-Klingen an der Oberseite des Behälters an. Drehen Sie den Behältern nun um, verbinden Sie ihn mit der NutriBullet Power Base Basiseinheit und starten Sie den Extraktionsvorgang durch eine Drehung. Extrahieren Sie für 30 Sekunden. Geben Sie den Rest der festen Zutaten in den Behälter und drücken alles unter der MAX Linie zusammen. Füllen Sie dann den Behälter mit der jeweiligen Flüssigkeit auf. Schrauben Sie die NutriBullet Extraktor-Klingen an der Oberseite des Behälters an. Drehen Sie den Behältern nun um, verbinden Sie ihn mit der NutriBullet Power Base Basiseinheit und starten Sie den Extraktionsvorgang durch eine Drehung erneut. Extrahieren Sie all das Gute aus den Zutaten bis alles gleichmäßig flüssig ist (rund 20 Sekunden). **Öffnen und genießen!**

ERDBEER-TOMATEN ENTSPANNUNG

Zutaten

80 Gramm Grünkohl
90 Gramm Erdbeeren
120 Gramm geschnittene Tomaten
30 Gramm Cashew-Nüsse
200 ml Wasser

Proteine 8g, Fett 14g, Kohlenhydrate 19g, Ballaststoffe 6g, 236 Kcal

Zubereitung

Geben Sie die Nüsse, Samen oder Kerne in den großen Behälter. Schrauben Sie die NutriBullet Extraktor-Klingen an der Oberseite des Behälters an. Drehen Sie den Behältern nun um, verbinden Sie ihn mit der NutriBullet Power Base Basiseinheit und starten Sie den Extraktionsvorgang durch eine Drehung. Extrahieren Sie für 30 Sekunden. Geben Sie den Rest der festen Zutaten in den Behälter und drücken alles unter der MAX Linie zusammen. Füllen Sie dann den Behälter mit der jeweiligen Flüssigkeit auf. Schrauben Sie die NutriBullet Extraktor-Klingen an der Oberseite des Behälters an. Drehen Sie den Behältern nun um, verbinden Sie ihn mit der NutriBullet Power Base Basiseinheit und starten Sie den Extraktionsvorgang durch eine Drehung erneut. Extrahieren Sie all das Gute aus den Zutaten bis alles gleichmäßig flüssig ist (rund 20 Sekunden). **Öffnen und genießen!**

GRÜNKOHL UND SESAM FÜLLHORN

Zutaten

40 Gramm Grünkohl
40 Gramm Senfkohl
90 Gramm Brombeeren
120 Gramm geschnittene Karotten
22 Gramm Sesamkerne geschält
200 ml Kokosnussmilch

Proteine 8g, Fett 15g, Kohlenhydrate 19g, Ballaststoffe 11g, 274 Kcal

Zubereitung

Geben Sie die Nüsse, Samen oder Kerne in den großen Behälter. Schrauben Sie die NutriBullet Extraktor-Klingen an der Oberseite des Behälters an. Drehen Sie den Behältern nun um, verbinden Sie ihn mit der NutriBullet Power Base Basiseinheit und starten Sie den Extraktionsvorgang durch eine Drehung. Extrahieren Sie für 30 Sekunden. Geben Sie den Rest der festen Zutaten in den Behälter und drücken alles unter der MAX Linie zusammen. Füllen Sie dann den Behälter mit der jeweiligen Flüssigkeit auf. Schrauben Sie die NutriBullet Extraktor-Klingen an der Oberseite des Behälters an. Drehen Sie den Behältern nun um, verbinden Sie ihn mit der NutriBullet Power Base Basiseinheit und starten Sie den Extraktionsvorgang durch eine Drehung erneut. Extrahieren Sie all das Gute aus den Zutaten bis alles gleichmäßig flüssig ist (rund 20 Sekunden). **Öffnen und genießen!**

SELLERIE HIMBEER SONATE

Zutaten

80 Gramm Rucola/Arugura Salat
90 Gramm Himbeeren
120 Gramm geschnittener Sellerie
30 Gramm Pecan-Nüsse
200 ml Wasser

Proteine 6g, Fett 22g, Kohlenhydrate 9g, Ballaststoffe 12g, 285 Kcal

Zubereitung

Geben Sie die Nüsse, Samen oder Kerne in den großen Behälter. Schrauben Sie die NutriBullet Extraktor-Klingen an der Oberseite des Behälters an. Drehen Sie den Behältern nun um, verbinden Sie ihn mit der NutriBullet Power Base Basiseinheit und starten Sie den Extraktionsvorgang durch eine Drehung. Extrahieren Sie für 30 Sekunden. Geben Sie den Rest der festen Zutaten in den Behälter und drücken alles unter der MAX Linie zusammen. Füllen Sie dann den Behälter mit der jeweiligen Flüssigkeit auf. Schrauben Sie die NutriBullet Extraktor-Klingen an der Oberseite des Behälters an. Drehen Sie den Behältern nun um, verbinden Sie ihn mit der NutriBullet Power Base Basiseinheit und starten Sie den Extraktionsvorgang durch eine Drehung erneut. Extrahieren Sie all das Gute aus den Zutaten bis alles gleichmäßig flüssig ist (rund 20 Sekunden). **Öffnen und genießen!**

BROMBEER UND WALNUSS TORNADO

Zutaten

40 Gramm Minze
40 Gramm Salatblätter
90 Gramm Brombeeren
120 Gramm geschnittene Zucchini
30 Gramm Walnüsse
200 ml Mandelmilch (ungesüßt)

Proteine 10g, Fett 23g, Kohlenhydrate 10g, Ballaststoffe 12g, 305 Kcal

Zubereitung

Geben Sie die Nüsse, Samen oder Kerne in den großen Behälter. Schrauben Sie die NutriBullet Extraktor-Klingen an der Oberseite des Behälters an. Drehen Sie den Behältern nun um, verbinden Sie ihn mit der NutriBullet Power Base Basiseinheit und starten Sie den Extraktionsvorgang durch eine Drehung. Extrahieren Sie für 30 Sekunden. Geben Sie den Rest der festen Zutaten in den Behälter und drücken alles unter der MAX Linie zusammen. Füllen Sie dann den Behälter mit der jeweiligen Flüssigkeit auf. Schrauben Sie die NutriBullet Extraktor-Klingen an der Oberseite des Behälters an. Drehen Sie den Behältern nun um, verbinden Sie ihn mit der NutriBullet Power Base Basiseinheit und starten Sie den Extraktionsvorgang durch eine Drehung erneut. Extrahieren Sie all das Gute aus den Zutaten bis alles gleichmäßig flüssig ist (rund 20 Sekunden). **Öffnen und genießen!**

HIMBEERE UND PARANUSS SONATE

Zutaten

40 Gramm Minze
40 Gramm Kohlblätter gezupft
90 Gramm Himbeeren
120 Gramm geschnittener Spargel
30 Gramm Para-Nüsse
200 ml Mandelmilch (ungesüßt)

Proteine 11g, Fett 24g, Kohlenhydrate 10g, Ballaststoffe 15g, 326 Kcal

Zubereitung

Geben Sie die Nüsse, Samen oder Kerne in den großen Behälter. Schrauben Sie die NutriBullet Extraktor-Klingen an der Oberseite des Behälters an. Drehen Sie den Behältern nun um, verbinden Sie ihn mit der NutriBullet Power Base Basiseinheit und starten Sie den Extraktionsvorgang durch eine Drehung. Extrahieren Sie für 30 Sekunden. Geben Sie den Rest der festen Zutaten in den Behälter und drücken alles unter der MAX Linie zusammen. Füllen Sie dann den Behälter mit der jeweiligen Flüssigkeit auf. Schrauben Sie die NutriBullet Extraktor-Klingen an der Oberseite des Behälters an. Drehen Sie den Behältern nun um, verbinden Sie ihn mit der NutriBullet Power Base Basiseinheit und starten Sie den Extraktionsvorgang durch eine Drehung erneut. Extrahieren Sie all das Gute aus den Zutaten bis alles gleichmäßig flüssig ist (rund 20 Sekunden). ***Öffnen und genießen!***

BROKKOLI TRIFFT ERDNUSS

Zutaten

80 Gramm Brokkoli Röschen
90 Gramm Brombeeren
120 Gramm Radieschen
30 Gramm Erdnüsse
200 ml Mandelmilch (ungesüßt)

Proteine 13g, Fett 18g, Kohlenhydrate 12g, Ballaststoffe 12g, 281 Kcal

Zubereitung

Geben Sie die Nüsse, Samen oder Kerne in den großen Behälter. Schrauben Sie die NutriBullet Extraktor-Klingen an der Oberseite des Behälters an. Drehen Sie den Behältern nun um, verbinden Sie ihn mit der NutriBullet Power Base Basiseinheit und starten Sie den Extraktionsvorgang durch eine Drehung. Extrahieren Sie für 30 Sekunden. Geben Sie den Rest der festen Zutaten in den Behälter und drücken alles unter der MAX Linie zusammen. Füllen Sie dann den Behälter mit der jeweiligen Flüssigkeit auf. Schrauben Sie die NutriBullet Extraktor-Klingen an der Oberseite des Behälters an. Drehen Sie den Behältern nun um, verbinden Sie ihn mit der NutriBullet Power Base Basiseinheit und starten Sie den Extraktionsvorgang durch eine Drehung erneut. Extrahieren Sie all das Gute aus den Zutaten bis alles gleichmäßig flüssig ist (rund 20 Sekunden). **Öffnen und genießen!**

HASELNUSS-SPINAT SCHMACKOFATZ

Zutaten

40 Gramm Senfkohl
40 Gramm Spinat
90 Gramm Papaya
120 Gramm geschnittene Salatgurke
30 Gramm Haselnüsse
200 ml Mandelmilch (ungesüßt)

Proteine 8g, Fett 21g, Kohlenhydrate 13g, Ballaststoffe 7g, 281 Kcal

Zubereitung

Geben Sie die Nüsse, Samen oder Kerne in den großen Behälter. Schrauben Sie die NutriBullet Extraktor-Klingen an der Oberseite des Behälters an. Drehen Sie den Behältern nun um, verbinden Sie ihn mit der NutriBullet Power Base Basiseinheit und starten Sie den Extraktionsvorgang durch eine Drehung. Extrahieren Sie für 30 Sekunden. Geben Sie den Rest der festen Zutaten in den Behälter und drücken alles unter der MAX Linie zusammen. Füllen Sie dann den Behälter mit der jeweiligen Flüssigkeit auf. Schrauben Sie die NutriBullet Extraktor-Klingen an der Oberseite des Behälters an. Drehen Sie den Behältern nun um, verbinden Sie ihn mit der NutriBullet Power Base Basiseinheit und starten Sie den Extraktionsvorgang durch eine Drehung erneut. Extrahieren Sie all das Gute aus den Zutaten bis alles gleichmäßig flüssig ist (rund 20 Sekunden). **Öffnen und genießen!**

SENFKOHL SONNENSCHEIN

Zutaten

40 Gramm Spinat
40 Gramm Senfkohl
90 Gramm Avocadostücke
120 Gramm geschnittene Schwertbohne
30 Gramm Para-Nüsse
100 ml Mandelmilch (Ungesüßt)
100 ml Griechisches Joghurt

Proteine 15g, Fett 45g, Kohlenhydrate 13g, Ballaststoffe 13g, 524 Kcal

Zubereitung

Geben Sie die Nüsse, Samen oder Kerne in den großen Behälter. Schrauben Sie die NutriBullet Extraktor-Klingen an der Oberseite des Behälters an. Drehen Sie den Behältern nun um, verbinden Sie ihn mit der NutriBullet Power Base Basiseinheit und starten Sie den Extraktionsvorgang durch eine Drehung. Extrahieren Sie für 30 Sekunden. Geben Sie den Rest der festen Zutaten in den Behälter und drücken alles unter der MAX Linie zusammen. Füllen Sie dann den Behälter mit der jeweiligen Flüssigkeit auf. Schrauben Sie die NutriBullet Extraktor-Klingen an der Oberseite des Behälters an. Drehen Sie den Behältern nun um, verbinden Sie ihn mit der NutriBullet Power Base Basiseinheit und starten Sie den Extraktionsvorgang durch eine Drehung erneut. Extrahieren Sie all das Gute aus den Zutaten bis alles gleichmäßig flüssig ist (rund 20 Sekunden). ***Öffnen und genießen!***

ORANGE PARANUSS ORGASMUS

Zutaten

40 Gramm Grünkohl
40 Gramm Senfkohl
90 Gramm Orangenstücke
120 Gramm geschnittene Salatgurke
30 Gramm Para-Nüsse
200 ml Mandelmilch (ungesüßt)

Proteine 8g, Fett 23g, Kohlenhydrate 13g, Ballaststoffe 7g, 295 Kcal

Zubereitung

Geben Sie die Nüsse, Samen oder Kerne in den großen Behälter. Schrauben Sie die NutriBullet Extraktor-Klingen an der Oberseite des Behälters an. Drehen Sie den Behältern nun um, verbinden Sie ihn mit der NutriBullet Power Base Basiseinheit und starten Sie den Extraktionsvorgang durch eine Drehung. Extrahieren Sie für 30 Sekunden. Geben Sie den Rest der festen Zutaten in den Behälter und drücken alles unter der MAX Linie zusammen. Füllen Sie dann den Behälter mit der jeweiligen Flüssigkeit auf. Schrauben Sie die NutriBullet Extraktor-Klingen an der Oberseite des Behälters an. Drehen Sie den Behältern nun um, verbinden Sie ihn mit der NutriBullet Power Base Basiseinheit und starten Sie den Extraktionsvorgang durch eine Drehung erneut. Extrahieren Sie all das Gute aus den Zutaten bis alles gleichmäßig flüssig ist (rund 20 Sekunden). ***Öffnen und genießen!***

SALATGURKEN SENSATION

Zutaten

80 Gramm Brunnenkresse
90 Gramm Schwarzbeeren
120 Gramm geschnittene Salatgurke
22 Gramm Sesamkerne geschält
200 ml Mandelmilch (ungesüßt)

Proteine 8g, Fett 16g, Kohlenhydrate 14g, Ballaststoffe 6g, 232 Kcal

Zubereitung

Geben Sie die Nüsse, Samen oder Kerne in den großen Behälter. Schrauben Sie die NutriBullet Extraktor-Klingen an der Oberseite des Behälters an. Drehen Sie den Behältern nun um, verbinden Sie ihn mit der NutriBullet Power Base Basiseinheit und starten Sie den Extraktionsvorgang durch eine Drehung. Extrahieren Sie für 30 Sekunden. Geben Sie den Rest der festen Zutaten in den Behälter und drücken alles unter der MAX Linie zusammen. Füllen Sie dann den Behälter mit der jeweiligen Flüssigkeit auf. Schrauben Sie die NutriBullet Extraktor-Klingen an der Oberseite des Behälters an. Drehen Sie den Behältern nun um, verbinden Sie ihn mit der NutriBullet Power Base Basiseinheit und starten Sie den Extraktionsvorgang durch eine Drehung erneut. Extrahieren Sie all das Gute aus den Zutaten bis alles gleichmäßig flüssig ist (rund 20 Sekunden). **Öffnen und genießen!**

PFLAUME LIEBT MANDEL

Zutaten

40 Gramm Rucola/Arugura Salat
40 Gramm Brunnenkresse
90 Gramm Pflaumenhälften
120 Gramm geschnittener Sellerie
30 Gramm Mandeln
200 ml Mandelmilch (ungesüßt)

Proteine 10g, Fett 19g, Kohlenhydrate 14g, Ballaststoffe 8g, 274 Kcal

Zubereitung

Geben Sie die Nüsse, Samen oder Kerne in den großen Behälter. Schrauben Sie die NutriBullet Extraktor-Klingen an der Oberseite des Behälters an. Drehen Sie den Behältern nun um, verbinden Sie ihn mit der NutriBullet Power Base Basiseinheit und starten Sie den Extraktionsvorgang durch eine Drehung. Extrahieren Sie für 30 Sekunden. Geben Sie den Rest der festen Zutaten in den Behälter und drücken alles unter der MAX Linie zusammen. Füllen Sie dann den Behälter mit der jeweiligen Flüssigkeit auf. Schrauben Sie die NutriBullet Extraktor-Klingen an der Oberseite des Behälters an. Drehen Sie den Behältern nun um, verbinden Sie ihn mit der NutriBullet Power Base Basiseinheit und starten Sie den Extraktionsvorgang durch eine Drehung erneut. Extrahieren Sie all das Gute aus den Zutaten bis alles gleichmäßig flüssig ist (rund 20 Sekunden). ***Öffnen und genießen!***

PAPAYA PARADIES

Zutaten

40 Gramm Salatblätter
40 Gramm Senfkohl
90 Gramm Papaya
120 Gramm geschnittene Tomaten
22 Gramm Chia-Samen
200 ml Mandelmilch (ungesüßt)

Proteine 7g, Fett 10g, Kohlenhydrate 14g, Ballaststoffe 13g, 205 Kcal

Zubereitung

Geben Sie die Nüsse, Samen oder Kerne in den großen Behälter. Schrauben Sie die NutriBullet Extraktor-Klingen an der Oberseite des Behälters an. Drehen Sie den Behältern nun um, verbinden Sie ihn mit der NutriBullet Power Base Basiseinheit und starten Sie den Extraktionsvorgang durch eine Drehung. Extrahieren Sie für 30 Sekunden. Geben Sie den Rest der festen Zutaten in den Behälter und drücken alles unter der MAX Linie zusammen. Füllen Sie dann den Behälter mit der jeweiligen Flüssigkeit auf. Schrauben Sie die NutriBullet Extraktor-Klingen an der Oberseite des Behälters an. Drehen Sie den Behältern nun um, verbinden Sie ihn mit der NutriBullet Power Base Basiseinheit und starten Sie den Extraktionsvorgang durch eine Drehung erneut. Extrahieren Sie all das Gute aus den Zutaten bis alles gleichmäßig flüssig ist (rund 20 Sekunden). **Öffnen und genießen!**

ZUCCHINI ZAUBER

Zutaten

40 Gramm Fenchel
40 Gramm Rotkohl oder Weißkohl
90 Gramm Papaya
120 Gramm geschnittene Zucchini
22 Gramm Sesamkerne geschält
200 ml Wasser

Proteine 7g, Fett 14g, Kohlenhydrate 15g, Ballaststoffe 7g, 215 Kcal

Zubereitung

Geben Sie die Nüsse, Samen oder Kerne in den großen Behälter. Schrauben Sie die NutriBullet Extraktor-Klingen an der Oberseite des Behälters an. Drehen Sie den Behältern nun um, verbinden Sie ihn mit der NutriBullet Power Base Basiseinheit und starten Sie den Extraktionsvorgang durch eine Drehung. Extrahieren Sie für 30 Sekunden. Geben Sie den Rest der festen Zutaten in den Behälter und drücken alles unter der MAX Linie zusammen. Füllen Sie dann den Behälter mit der jeweiligen Flüssigkeit auf. Schrauben Sie die NutriBullet Extraktor-Klingen an der Oberseite des Behälters an. Drehen Sie den Behältern nun um, verbinden Sie ihn mit der NutriBullet Power Base Basiseinheit und starten Sie den Extraktionsvorgang durch eine Drehung erneut. Extrahieren Sie all das Gute aus den Zutaten bis alles gleichmäßig flüssig ist (rund 20 Sekunden). ***Öffnen und genießen!***

SALAT UND MANDEL ENERGIZER

Zutaten

40 Gramm Grünkohl
40 Gramm Salatblätter
90 Gramm Himbeeren
120 Gramm gewürfelte Kohlrübe
30 Gramm Mandeln
200 ml Wasser

Proteine 9g, Fett 17g, Kohlenhydrate 15g, Ballaststoffe 13g, 275 Kcal

Zubereitung

Geben Sie die Nüsse, Samen oder Kerne in den großen Behälter. Schrauben Sie die NutriBullet Extraktor-Klingen an der Oberseite des Behälters an. Drehen Sie den Behältern nun um, verbinden Sie ihn mit der NutriBullet Power Base Basiseinheit und starten Sie den Extraktionsvorgang durch eine Drehung. Extrahieren Sie für 30 Sekunden. Geben Sie den Rest der festen Zutaten in den Behälter und drücken alles unter der MAX Linie zusammen. Füllen Sie dann den Behälter mit der jeweiligen Flüssigkeit auf. Schrauben Sie die NutriBullet Extraktor-Klingen an der Oberseite des Behälters an. Drehen Sie den Behältern nun um, verbinden Sie ihn mit der NutriBullet Power Base Basiseinheit und starten Sie den Extraktionsvorgang durch eine Drehung erneut. Extrahieren Sie all das Gute aus den Zutaten bis alles gleichmäßig flüssig ist (rund 20 Sekunden). ***Öffnen und genießen!***

ERDBEERE UND PECAN-NUSS WIDERSPRUCH

Zutaten

80 Gramm Brunnenkresse
90 Gramm Erdbeeren
120 Gramm geschnittene Karotten
30 Gramm Pecan-Nüsse
200 ml Wasser

Proteine 6g, Fett 22g, Kohlenhydrate 15g, Ballaststoffe 8g, 294 Kcal

Zubereitung

Geben Sie die Nüsse, Samen oder Kerne in den großen Behälter. Schrauben Sie die NutriBullet Extraktor-Klingen an der Oberseite des Behälters an. Drehen Sie den Behältern nun um, verbinden Sie ihn mit der NutriBullet Power Base Basiseinheit und starten Sie den Extraktionsvorgang durch eine Drehung. Extrahieren Sie für 30 Sekunden. Geben Sie den Rest der festen Zutaten in den Behälter und drücken alles unter der MAX Linie zusammen. Füllen Sie dann den Behälter mit der jeweiligen Flüssigkeit auf. Schrauben Sie die NutriBullet Extraktor-Klingen an der Oberseite des Behälters an. Drehen Sie den Behältern nun um, verbinden Sie ihn mit der NutriBullet Power Base Basiseinheit und starten Sie den Extraktionsvorgang durch eine Drehung erneut. Extrahieren Sie all das Gute aus den Zutaten bis alles gleichmäßig flüssig ist (rund 20 Sekunden). ***Öffnen und genießen!***

ROTKOHL ROYALE

Zutaten

40 Gramm Senfkohl
40 Gramm Rotkohl oder Weißkohl
90 Gramm Melonenstücke
120 Gramm geschnittene Rote Paprika
22 Gramm Sesamkerne geschält
200 ml Mandelmilch (ungesüßt)

Proteine 8g, Fett 16g, Kohlenhydrate 15g, Ballaststoffe 7g, 244 Kcal

Zubereitung

Geben Sie die Nüsse, Samen oder Kerne in den großen Behälter. Schrauben Sie die NutriBullet Extraktor-Klingen an der Oberseite des Behälters an. Drehen Sie den Behältern nun um, verbinden Sie ihn mit der NutriBullet Power Base Basiseinheit und starten Sie den Extraktionsvorgang durch eine Drehung. Extrahieren Sie für 30 Sekunden. Geben Sie den Rest der festen Zutaten in den Behälter und drücken alles unter der MAX Linie zusammen. Füllen Sie dann den Behälter mit der jeweiligen Flüssigkeit auf. Schrauben Sie die NutriBullet Extraktor-Klingen an der Oberseite des Behälters an. Drehen Sie den Behältern nun um, verbinden Sie ihn mit der NutriBullet Power Base Basiseinheit und starten Sie den Extraktionsvorgang durch eine Drehung erneut. Extrahieren Sie all das Gute aus den Zutaten bis alles gleichmäßig flüssig ist (rund 20 Sekunden). **Öffnen und genießen!**

APFEL UND KÜRBISKERNE EXTRAVAGANZA

Zutaten

80 Gramm Senfkohl
90 Gramm Apfelscheiben
120 Gramm geschnittener Sellerie
22 Gramm Kürbiskerne
200 ml Mandelmilch (ungesüßt)

Proteine 8g, Fett 12g, Kohlenhydrate 15g, Ballaststoffe 7g, 226 Kcal

Zubereitung

Geben Sie die Nüsse, Samen oder Kerne in den großen Behälter. Schrauben Sie die NutriBullet Extraktor-Klingen an der Oberseite des Behälters an. Drehen Sie den Behältern nun um, verbinden Sie ihn mit der NutriBullet Power Base Basiseinheit und starten Sie den Extraktionsvorgang durch eine Drehung. Extrahieren Sie für 30 Sekunden. Geben Sie den Rest der festen Zutaten in den Behälter und drücken alles unter der MAX Linie zusammen. Füllen Sie dann den Behälter mit der jeweiligen Flüssigkeit auf. Schrauben Sie die NutriBullet Extraktor-Klingen an der Oberseite des Behälters an. Drehen Sie den Behältern nun um, verbinden Sie ihn mit der NutriBullet Power Base Basiseinheit und starten Sie den Extraktionsvorgang durch eine Drehung erneut. Extrahieren Sie all das Gute aus den Zutaten bis alles gleichmäßig flüssig ist (rund 20 Sekunden). **Öffnen und genießen!**

BROMBEERE UND ZUCCHINI EWIGKEIT

Zutaten

80 Gramm Salatblätter
90 Gramm Brombeeren
120 Gramm geschnittene Zucchini
30 Gramm Mandeln
200 ml Haselnussmilch

Proteine 11g, Fett 20g, Kohlenhydrate 15g, Ballaststoffe 11g, 307 Kcal

Zubereitung

Geben Sie die Nüsse, Samen oder Kerne in den großen Behälter. Schrauben Sie die NutriBullet Extraktor-Klingen an der Oberseite des Behälters an. Drehen Sie den Behältern nun um, verbinden Sie ihn mit der NutriBullet Power Base Basiseinheit und starten Sie den Extraktionsvorgang durch eine Drehung. Extrahieren Sie für 30 Sekunden. Geben Sie den Rest der festen Zutaten in den Behälter und drücken alles unter der MAX Linie zusammen. Füllen Sie dann den Behälter mit der jeweiligen Flüssigkeit auf. Schrauben Sie die NutriBullet Extraktor-Klingen an der Oberseite des Behälters an. Drehen Sie den Behältern nun um, verbinden Sie ihn mit der NutriBullet Power Base Basiseinheit und starten Sie den Extraktionsvorgang durch eine Drehung erneut. Extrahieren Sie all das Gute aus den Zutaten bis alles gleichmäßig flüssig ist (rund 20 Sekunden). **Öffnen und genießen!**

GRAPEFRUIT HERZT SALATGURKE

Zutaten

40 Gramm Grünkohl
40 Gramm Salatblätter
90 Gramm Grapefruit-Stücke
120 Gramm geschnittene Salatgurke
22 Gramm Sesamkerne geschält
200 ml Kokosnussmilch

Proteine 6g, Fett 15g, Kohlenhydrate 15g, Ballaststoffe 5g, 231 Kcal

Zubereitung

Geben Sie die Nüsse, Samen oder Kerne in den großen Behälter. Schrauben Sie die NutriBullet Extraktor-Klingen an der Oberseite des Behälters an. Drehen Sie den Behältern nun um, verbinden Sie ihn mit der NutriBullet Power Base Basiseinheit und starten Sie den Extraktionsvorgang durch eine Drehung. Extrahieren Sie für 30 Sekunden. Geben Sie den Rest der festen Zutaten in den Behälter und drücken alles unter der MAX Linie zusammen. Füllen Sie dann den Behälter mit der jeweiligen Flüssigkeit auf. Schrauben Sie die NutriBullet Extraktor-Klingen an der Oberseite des Behälters an. Drehen Sie den Behältern nun um, verbinden Sie ihn mit der NutriBullet Power Base Basiseinheit und starten Sie den Extraktionsvorgang durch eine Drehung erneut. Extrahieren Sie all das Gute aus den Zutaten bis alles gleichmäßig flüssig ist (rund 20 Sekunden). **Öffnen und genießen!**

ROTKOHL UND GRÜNKOHL TWIST

Zutaten

40 Gramm Rotkohl oder Weißkohl
40 Gramm Grünkohl
90 Gramm Aprikosenhälften
120 Gramm geschnittene Salatgurke
30 Gramm Mandeln
200 ml Wasser

Proteine 9g, Fett 16g, Kohlenhydrate 15g, Ballaststoffe 8g, 256 Kcal

Zubereitung

Geben Sie die Nüsse, Samen oder Kerne in den großen Behälter. Schrauben Sie die NutriBullet Extraktor-Klingen an der Oberseite des Behälters an. Drehen Sie den Behältern nun um, verbinden Sie ihn mit der NutriBullet Power Base Basiseinheit und starten Sie den Extraktionsvorgang durch eine Drehung. Extrahieren Sie für 30 Sekunden. Geben Sie den Rest der festen Zutaten in den Behälter und drücken alles unter der MAX Linie zusammen. Füllen Sie dann den Behälter mit der jeweiligen Flüssigkeit auf. Schrauben Sie die NutriBullet Extraktor-Klingen an der Oberseite des Behälters an. Drehen Sie den Behältern nun um, verbinden Sie ihn mit der NutriBullet Power Base Basiseinheit und starten Sie den Extraktionsvorgang durch eine Drehung erneut. Extrahieren Sie all das Gute aus den Zutaten bis alles gleichmäßig flüssig ist (rund 20 Sekunden). **Öffnen und genießen!**

MINZE UND GUAVE DEBÜT

Zutaten

40 Gramm Grünkohl
40 Gramm Minze
90 Gramm Guave
120 Gramm geschnittene Grüne Paprika
30 Gramm Mandeln
200 ml Wasser

Proteine 12g, Fett 17g, Kohlenhydrate 16g, Ballaststoffe 14g, 289 Kcal

Zubereitung

Geben Sie die Nüsse, Samen oder Kerne in den großen Behälter. Schrauben Sie die NutriBullet Extraktor-Klingen an der Oberseite des Behälters an. Drehen Sie den Behältern nun um, verbinden Sie ihn mit der NutriBullet Power Base Basiseinheit und starten Sie den Extraktionsvorgang durch eine Drehung. Extrahieren Sie für 30 Sekunden. Geben Sie den Rest der festen Zutaten in den Behälter und drücken alles unter der MAX Linie zusammen. Füllen Sie dann den Behälter mit der jeweiligen Flüssigkeit auf. Schrauben Sie die NutriBullet Extraktor-Klingen an der Oberseite des Behälters an. Drehen Sie den Behältern nun um, verbinden Sie ihn mit der NutriBullet Power Base Basiseinheit und starten Sie den Extraktionsvorgang durch eine Drehung erneut. Extrahieren Sie all das Gute aus den Zutaten bis alles gleichmäßig flüssig ist (rund 20 Sekunden). ***Öffnen und genießen!***

MELONEN MELODIE

Zutaten

80 Gramm Salatblätter
90 Gramm Melonenstücke
120 Gramm geschnittene Rote Paprika
30 Gramm Erdnüsse
200 ml Mandelmilch (ungesüßt)

Proteine 11g, Fett 18g, Kohlenhydrate 16g, Ballaststoffe 8g, 279 Kcal

Zubereitung

Geben Sie die Nüsse, Samen oder Kerne in den großen Behälter. Schrauben Sie die NutriBullet Extraktor-Klingen an der Oberseite des Behälters an. Drehen Sie den Behältern nun um, verbinden Sie ihn mit der NutriBullet Power Base Basiseinheit und starten Sie den Extraktionsvorgang durch eine Drehung. Extrahieren Sie für 30 Sekunden. Geben Sie den Rest der festen Zutaten in den Behälter und drücken alles unter der MAX Linie zusammen. Füllen Sie dann den Behälter mit der jeweiligen Flüssigkeit auf. Schrauben Sie die NutriBullet Extraktor-Klingen an der Oberseite des Behälters an. Drehen Sie den Behältern nun um, verbinden Sie ihn mit der NutriBullet Power Base Basiseinheit und starten Sie den Extraktionsvorgang durch eine Drehung erneut. Extrahieren Sie all das Gute aus den Zutaten bis alles gleichmäßig flüssig ist (rund 20 Sekunden). ***Öffnen und genießen!***

CLEMENTINE UND TOMATE BONANZA

Zutaten

40 Gramm Senfkohl
40 Gramm Spinat
90 Gramm Clementinenscheiben
120 Gramm geschnittene Tomaten
22 Gramm Kürbiskerne
200 ml Wasser

Proteine 9g, Fett 10g, Kohlenhydrate 16g, Ballaststoffe 5g, 202 Kcal

Zubereitung

Geben Sie die Nüsse, Samen oder Kerne in den großen Behälter. Schrauben Sie die NutriBullet Extraktor-Klingen an der Oberseite des Behälters an. Drehen Sie den Behältern nun um, verbinden Sie ihn mit der NutriBullet Power Base Basiseinheit und starten Sie den Extraktionsvorgang durch eine Drehung. Extrahieren Sie für 30 Sekunden. Geben Sie den Rest der festen Zutaten in den Behälter und drücken alles unter der MAX Linie zusammen. Füllen Sie dann den Behälter mit der jeweiligen Flüssigkeit auf. Schrauben Sie die NutriBullet Extraktor-Klingen an der Oberseite des Behälters an. Drehen Sie den Behältern nun um, verbinden Sie ihn mit der NutriBullet Power Base Basiseinheit und starten Sie den Extraktionsvorgang durch eine Drehung erneut. Extrahieren Sie all das Gute aus den Zutaten bis alles gleichmäßig flüssig ist (rund 20 Sekunden). **Öffnen und genießen!**

BROMBEER TOMATEN BUSSI

Zutaten

40 Gramm Spinat
40 Gramm Senfkohl
90 Gramm Brombeeren
120 Gramm geschnittene Tomaten
30 Gramm Erdnüsse
200 ml Kokosnussmilch

Proteine 12g, Fett 17g, Kohlenhydrate 16g, Ballaststoffe 10g, 284 Kcal

Zubereitung

Geben Sie die Nüsse, Samen oder Kerne in den großen Behälter. Schrauben Sie die NutriBullet Extraktor-Klingen an der Oberseite des Behälters an. Drehen Sie den Behältern nun um, verbinden Sie ihn mit der NutriBullet Power Base Basiseinheit und starten Sie den Extraktionsvorgang durch eine Drehung. Extrahieren Sie für 30 Sekunden. Geben Sie den Rest der festen Zutaten in den Behälter und drücken alles unter der MAX Linie zusammen. Füllen Sie dann den Behälter mit der jeweiligen Flüssigkeit auf. Schrauben Sie die NutriBullet Extraktor-Klingen an der Oberseite des Behälters an. Drehen Sie den Behältern nun um, verbinden Sie ihn mit der NutriBullet Power Base Basiseinheit und starten Sie den Extraktionsvorgang durch eine Drehung erneut. Extrahieren Sie all das Gute aus den Zutaten bis alles gleichmäßig flüssig ist (rund 20 Sekunden). ***Öffnen und genießen!***

RUCOLA UND LEINSAMEN ZAUBERTRANK

Zutaten

40 Gramm Rucola/Arugura Salat
40 Gramm Salatblätter
90 Gramm Grapefruit-Stücke
120 Gramm geschnittene Zucchini
22 Gramm Leinsamen
200 ml Haselnussmilch

Proteine 8g, Fett 13g, Kohlenhydrate 16g, Ballaststoffe 10g, 237 Kcal

Zubereitung

Geben Sie die Nüsse, Samen oder Kerne in den großen Behälter. Schrauben Sie die NutriBullet Extraktor-Klingen an der Oberseite des Behälters an. Drehen Sie den Behältern nun um, verbinden Sie ihn mit der NutriBullet Power Base Basiseinheit und starten Sie den Extraktionsvorgang durch eine Drehung. Extrahieren Sie für 30 Sekunden. Geben Sie den Rest der festen Zutaten in den Behälter und drücken alles unter der MAX Linie zusammen. Füllen Sie dann den Behälter mit der jeweiligen Flüssigkeit auf. Schrauben Sie die NutriBullet Extraktor-Klingen an der Oberseite des Behälters an. Drehen Sie den Behältern nun um, verbinden Sie ihn mit der NutriBullet Power Base Basiseinheit und starten Sie den Extraktionsvorgang durch eine Drehung erneut. Extrahieren Sie all das Gute aus den Zutaten bis alles gleichmäßig flüssig ist (rund 20 Sekunden). ***Öffnen und genießen!***

KOHL UMARMT KÜRBISKERNE

Zutaten

40 Gramm Kohlblätter gezupft
40 Gramm Fenchel
90 Gramm Nektarinenstücke
120 Gramm geschnittene Blumenkohlrosen
22 Gramm Kürbiskerne
200 ml Mandelmilch (ungesüßt)

Proteine 11g, Fett 13g, Kohlenhydrate 16g, Ballaststoffe 8g, 246 Kcal

Zubereitung

Geben Sie die Nüsse, Samen oder Kerne in den großen Behälter. Schrauben Sie die NutriBullet Extraktor-Klingen an der Oberseite des Behälters an. Drehen Sie den Behältern nun um, verbinden Sie ihn mit der NutriBullet Power Base Basiseinheit und starten Sie den Extraktionsvorgang durch eine Drehung. Extrahieren Sie für 30 Sekunden. Geben Sie den Rest der festen Zutaten in den Behälter und drücken alles unter der MAX Linie zusammen. Füllen Sie dann den Behälter mit der jeweiligen Flüssigkeit auf. Schrauben Sie die NutriBullet Extraktor-Klingen an der Oberseite des Behälters an. Drehen Sie den Behältern nun um, verbinden Sie ihn mit der NutriBullet Power Base Basiseinheit und starten Sie den Extraktionsvorgang durch eine Drehung erneut. Extrahieren Sie all das Gute aus den Zutaten bis alles gleichmäßig flüssig ist (rund 20 Sekunden). **Öffnen und genießen!**

CHIA COCKTAIL

Zutaten

40 Gramm Salatblätter
40 Gramm Rotkohl oder Weißkohl
90 Gramm Melonenstücke
120 Gramm geschnittene Rote Paprika
22 Gramm Chia-Samen
200 ml Wasser

Proteine 6g, Fett 7g, Kohlenhydrate 16g, Ballaststoffe 12g, 195 Kcal

Zubereitung

Geben Sie die Nüsse, Samen oder Kerne in den großen Behälter. Schrauben Sie die NutriBullet Extraktor-Klingen an der Oberseite des Behälters an. Drehen Sie den Behältern nun um, verbinden Sie ihn mit der NutriBullet Power Base Basiseinheit und starten Sie den Extraktionsvorgang durch eine Drehung. Extrahieren Sie für 30 Sekunden. Geben Sie den Rest der festen Zutaten in den Behälter und drücken alles unter der MAX Linie zusammen. Füllen Sie dann den Behälter mit der jeweiligen Flüssigkeit auf. Schrauben Sie die NutriBullet Extraktor-Klingen an der Oberseite des Behälters an. Drehen Sie den Behältern nun um, verbinden Sie ihn mit der NutriBullet Power Base Basiseinheit und starten Sie den Extraktionsvorgang durch eine Drehung erneut. Extrahieren Sie all das Gute aus den Zutaten bis alles gleichmäßig flüssig ist (rund 20 Sekunden). ***Öffnen und genießen!***

SENFKOHL UND WALNUSS HÜFTGOLDENTFERNER

Zutaten

40 Gramm Rucola/Arugura Salat
40 Gramm Senfkohl
90 Gramm Avocadostücke
120 Gramm geschnittene Schwertbohne
30 Gramm Walnüsse
100 ml Kokosnussmilch
100 ml Griechisches Joghurt

Proteine 14g, Fett 44g, Kohlenhydrate 17g, Ballaststoffe 12g, 526 Kcal

Zubereitung

Geben Sie die Nüsse, Samen oder Kerne in den großen Behälter. Schrauben Sie die NutriBullet Extraktor-Klingen an der Oberseite des Behälters an. Drehen Sie den Behältern nun um, verbinden Sie ihn mit der NutriBullet Power Base Basiseinheit und starten Sie den Extraktionsvorgang durch eine Drehung. Extrahieren Sie für 30 Sekunden. Geben Sie den Rest der festen Zutaten in den Behälter und drücken alles unter der MAX Linie zusammen. Füllen Sie dann den Behälter mit der jeweiligen Flüssigkeit auf. Schrauben Sie die NutriBullet Extraktor-Klingen an der Oberseite des Behälters an. Drehen Sie den Behältern nun um, verbinden Sie ihn mit der NutriBullet Power Base Basiseinheit und starten Sie den Extraktionsvorgang durch eine Drehung erneut. Extrahieren Sie all das Gute aus den Zutaten bis alles gleichmäßig flüssig ist (rund 20 Sekunden). **Öffnen und genießen!**

SPINAT BEGEHRT ERDNUSS

Zutaten

80 Gramm Spinat
90 Gramm Nektarinenstücke
120 Gramm gewürfelte Rüben
30 Gramm Erdnüsse
200 ml Wasser

Proteine 12g, Fett 15g, Kohlenhydrate 17g, Ballaststoffe 8g, 261 Kcal

Zubereitung

Geben Sie die Nüsse, Samen oder Kerne in den großen Behälter. Schrauben Sie die NutriBullet Extraktor-Klingen an der Oberseite des Behälters an. Drehen Sie den Behältern nun um, verbinden Sie ihn mit der NutriBullet Power Base Basiseinheit und starten Sie den Extraktionsvorgang durch eine Drehung. Extrahieren Sie für 30 Sekunden. Geben Sie den Rest der festen Zutaten in den Behälter und drücken alles unter der MAX Linie zusammen. Füllen Sie dann den Behälter mit der jeweiligen Flüssigkeit auf. Schrauben Sie die NutriBullet Extraktor-Klingen an der Oberseite des Behälters an. Drehen Sie den Behältern nun um, verbinden Sie ihn mit der NutriBullet Power Base Basiseinheit und starten Sie den Extraktionsvorgang durch eine Drehung erneut. Extrahieren Sie all das Gute aus den Zutaten bis alles gleichmäßig flüssig ist (rund 20 Sekunden). **Öffnen und genießen!**

SENFKOHL UND BRUNNENKRESSE GESANG

Zutaten

40 Gramm Senfkohl
40 Gramm Brunnenkresse
90 Gramm Avocadostücke
120 Gramm geschnittener Spargel
30 Gramm Para-Nüsse
200 ml Crème Fraiche mager

Proteine 10g, Fett 64g, Kohlenhydrate 17g, Ballaststoffe 11g, 713 Kcal

Zubereitung

Geben Sie die Nüsse, Samen oder Kerne in den großen Behälter. Schrauben Sie die NutriBullet Extraktor-Klingen an der Oberseite des Behälters an. Drehen Sie den Behältern nun um, verbinden Sie ihn mit der NutriBullet Power Base Basiseinheit und starten Sie den Extraktionsvorgang durch eine Drehung. Extrahieren Sie für 30 Sekunden. Geben Sie den Rest der festen Zutaten in den Behälter und drücken alles unter der MAX Linie zusammen. Füllen Sie dann den Behälter mit der jeweiligen Flüssigkeit auf. Schrauben Sie die NutriBullet Extraktor-Klingen an der Oberseite des Behälters an. Drehen Sie den Behältern nun um, verbinden Sie ihn mit der NutriBullet Power Base Basiseinheit und starten Sie den Extraktionsvorgang durch eine Drehung erneut. Extrahieren Sie all das Gute aus den Zutaten bis alles gleichmäßig flüssig ist (rund 20 Sekunden). **Öffnen und genießen!**

SONNENBLUMEN SUPERMODEL

Zutaten

40 Gramm Fenchel
40 Gramm Brokkoli Röschen
90 Gramm Avocadostücke
120 Gramm geschnittene Schwertbohne
22 Gramm Sonnenblumenkerne geschält
100 ml Mandelmilch (Ungesüßt)
100 ml Griechisches Joghurt

Proteine 15g, Fett 35g, Kohlenhydrate 17g, Ballaststoffe 13g, 451 Kcal

Zubereitung

Geben Sie die Nüsse, Samen oder Kerne in den großen Behälter. Schrauben Sie die NutriBullet Extraktor-Klingen an der Oberseite des Behälters an. Drehen Sie den Behältern nun um, verbinden Sie ihn mit der NutriBullet Power Base Basiseinheit und starten Sie den Extraktionsvorgang durch eine Drehung. Extrahieren Sie für 30 Sekunden. Geben Sie den Rest der festen Zutaten in den Behälter und drücken alles unter der MAX Linie zusammen. Füllen Sie dann den Behälter mit der jeweiligen Flüssigkeit auf. Schrauben Sie die NutriBullet Extraktor-Klingen an der Oberseite des Behälters an. Drehen Sie den Behältern nun um, verbinden Sie ihn mit der NutriBullet Power Base Basiseinheit und starten Sie den Extraktionsvorgang durch eine Drehung erneut. Extrahieren Sie all das Gute aus den Zutaten bis alles gleichmäßig flüssig ist (rund 20 Sekunden). ***Öffnen und genießen!***

GRAPEFRUIT BETÖRT SELLERIE

Zutaten

80 Gramm Spinat
90 Gramm Grapefruit-Stücke
120 Gramm geschnittener Sellerie
22 Gramm Kürbiskerne
200 ml Haselnussmilch

Proteine 10g, Fett 13g, Kohlenhydrate 17g, Ballaststoffe 6g, 248 Kcal

Zubereitung

Geben Sie die Nüsse, Samen oder Kerne in den großen Behälter. Schrauben Sie die NutriBullet Extraktor-Klingen an der Oberseite des Behälters an. Drehen Sie den Behältern nun um, verbinden Sie ihn mit der NutriBullet Power Base Basiseinheit und starten Sie den Extraktionsvorgang durch eine Drehung. Extrahieren Sie für 30 Sekunden. Geben Sie den Rest der festen Zutaten in den Behälter und drücken alles unter der MAX Linie zusammen. Füllen Sie dann den Behälter mit der jeweiligen Flüssigkeit auf. Schrauben Sie die NutriBullet Extraktor-Klingen an der Oberseite des Behälters an. Drehen Sie den Behältern nun um, verbinden Sie ihn mit der NutriBullet Power Base Basiseinheit und starten Sie den Extraktionsvorgang durch eine Drehung erneut. Extrahieren Sie all das Gute aus den Zutaten bis alles gleichmäßig flüssig ist (rund 20 Sekunden). **Öffnen und genießen!**

NEKTARINEN UND KOHLRÜBEN SYMPHONIE

Zutaten

40 Gramm Kohlblätter gezupft
40 Gramm Senfkohl
90 Gramm Nektarinenstücke
120 Gramm gewürfelte Kohlrübe
30 Gramm Walnüsse
200 ml Wasser

Proteine 8g, Fett 21g, Kohlenhydrate 17g, Ballaststoffe 7g, 289 Kcal

Zubereitung

Geben Sie die Nüsse, Samen oder Kerne in den großen Behälter. Schrauben Sie die NutriBullet Extraktor-Klingen an der Oberseite des Behälters an. Drehen Sie den Behältern nun um, verbinden Sie ihn mit der NutriBullet Power Base Basiseinheit und starten Sie den Extraktionsvorgang durch eine Drehung. Extrahieren Sie für 30 Sekunden. Geben Sie den Rest der festen Zutaten in den Behälter und drücken alles unter der MAX Linie zusammen. Füllen Sie dann den Behälter mit der jeweiligen Flüssigkeit auf. Schrauben Sie die NutriBullet Extraktor-Klingen an der Oberseite des Behälters an. Drehen Sie den Behältern nun um, verbinden Sie ihn mit der NutriBullet Power Base Basiseinheit und starten Sie den Extraktionsvorgang durch eine Drehung erneut. Extrahieren Sie all das Gute aus den Zutaten bis alles gleichmäßig flüssig ist (rund 20 Sekunden). ***Öffnen und genießen!***

BROKKOLI UND AVOCADO PARADOXON

Zutaten

80 Gramm Brokkoli Röschen
90 Gramm Avocadostücke
120 Gramm gewürfelte Rüben
30 Gramm Para-Nüsse
100 ml Mandelmilch (Ungesüßt)
100 ml Griechisches Joghurt

Proteine 14g, Fett 44g, Kohlenhydrate 17g, Ballaststoffe 13g, 540 Kcal

Zubereitung

Geben Sie die Nüsse, Samen oder Kerne in den großen Behälter. Schrauben Sie die NutriBullet Extraktor-Klingen an der Oberseite des Behälters an. Drehen Sie den Behältern nun um, verbinden Sie ihn mit der NutriBullet Power Base Basiseinheit und starten Sie den Extraktionsvorgang durch eine Drehung. Extrahieren Sie für 30 Sekunden. Geben Sie den Rest der festen Zutaten in den Behälter und drücken alles unter der MAX Linie zusammen. Füllen Sie dann den Behälter mit der jeweiligen Flüssigkeit auf. Schrauben Sie die NutriBullet Extraktor-Klingen an der Oberseite des Behälters an. Drehen Sie den Behältern nun um, verbinden Sie ihn mit der NutriBullet Power Base Basiseinheit und starten Sie den Extraktionsvorgang durch eine Drehung erneut. Extrahieren Sie all das Gute aus den Zutaten bis alles gleichmäßig flüssig ist (rund 20 Sekunden). **Öffnen und genießen!**

RUCOLA UND FENCHEL AUFGUSS

Zutaten

40 Gramm Rucola/Arugura Salat
40 Gramm Fenchel
90 Gramm Brombeeren
120 Gramm geschnittenes Süßgras
22 Gramm Kürbiskerne
200 ml Mandelmilch (ungesüßt)

Proteine 10g, Fett 13g, Kohlenhydrate 17g, Ballaststoffe 11g, 257 Kcal

Zubereitung

Geben Sie die Nüsse, Samen oder Kerne in den großen Behälter. Schrauben Sie die NutriBullet Extraktor-Klingen an der Oberseite des Behälters an. Drehen Sie den Behältern nun um, verbinden Sie ihn mit der NutriBullet Power Base Basiseinheit und starten Sie den Extraktionsvorgang durch eine Drehung. Extrahieren Sie für 30 Sekunden. Geben Sie den Rest der festen Zutaten in den Behälter und drücken alles unter der MAX Linie zusammen. Füllen Sie dann den Behälter mit der jeweiligen Flüssigkeit auf. Schrauben Sie die NutriBullet Extraktor-Klingen an der Oberseite des Behälters an. Drehen Sie den Behältern nun um, verbinden Sie ihn mit der NutriBullet Power Base Basiseinheit und starten Sie den Extraktionsvorgang durch eine Drehung erneut. Extrahieren Sie all das Gute aus den Zutaten bis alles gleichmäßig flüssig ist (rund 20 Sekunden). **Öffnen und genießen!**

ROTKOHL UMARMT ORANGE

Zutaten

40 Gramm Brokkoli Röschen
40 Gramm Rotkohl oder Weißkohl
90 Gramm Orangenstücke
120 Gramm geschnittene Tomaten
22 Gramm Kürbiskerne
200 ml Wasser

Proteine 9g, Fett 10g, Kohlenhydrate 18g, Ballaststoffe 7g, 214 Kcal

Zubereitung

Geben Sie die Nüsse, Samen oder Kerne in den großen Behälter. Schrauben Sie die NutriBullet Extraktor-Klingen an der Oberseite des Behälters an. Drehen Sie den Behältern nun um, verbinden Sie ihn mit der NutriBullet Power Base Basiseinheit und starten Sie den Extraktionsvorgang durch eine Drehung. Extrahieren Sie für 30 Sekunden. Geben Sie den Rest der festen Zutaten in den Behälter und drücken alles unter der MAX Linie zusammen. Füllen Sie dann den Behälter mit der jeweiligen Flüssigkeit auf. Schrauben Sie die NutriBullet Extraktor-Klingen an der Oberseite des Behälters an. Drehen Sie den Behältern nun um, verbinden Sie ihn mit der NutriBullet Power Base Basiseinheit und starten Sie den Extraktionsvorgang durch eine Drehung erneut. Extrahieren Sie all das Gute aus den Zutaten bis alles gleichmäßig flüssig ist (rund 20 Sekunden). **Öffnen und genießen!**

RUCOLA TRIFFT KIRSCHE

Zutaten

40 Gramm Spinat
40 Gramm Rucola/Arugura Salat
90 Gramm Kirschen (entkernt)
120 Gramm geschnittener Sellerie
22 Gramm Kürbiskerne
200 ml Mandelmilch (ungesüßt)

Proteine 10g, Fett 12g, Kohlenhydrate 18g, Ballaststoffe 7g, 241 Kcal

Zubereitung

Geben Sie die Nüsse, Samen oder Kerne in den großen Behälter. Schrauben Sie die NutriBullet Extraktor-Klingen an der Oberseite des Behälters an. Drehen Sie den Behältern nun um, verbinden Sie ihn mit der NutriBullet Power Base Basiseinheit und starten Sie den Extraktionsvorgang durch eine Drehung. Extrahieren Sie für 30 Sekunden. Geben Sie den Rest der festen Zutaten in den Behälter und drücken alles unter der MAX Linie zusammen. Füllen Sie dann den Behälter mit der jeweiligen Flüssigkeit auf. Schrauben Sie die NutriBullet Extraktor-Klingen an der Oberseite des Behälters an. Drehen Sie den Behältern nun um, verbinden Sie ihn mit der NutriBullet Power Base Basiseinheit und starten Sie den Extraktionsvorgang durch eine Drehung erneut. Extrahieren Sie all das Gute aus den Zutaten bis alles gleichmäßig flüssig ist (rund 20 Sekunden). ***Öffnen und genießen!***

SALAT UND HASELNUSS VERLOCKUNG

40 Gramm Salatblätter
40 Gramm Kohlblätter gezupft
90 Gramm Grapefruit-Stücke
120 Gramm gewürfelte Rote Beete
30 Gramm Haselnüsse
200 ml Mandelmilch (ungesüßt)

Proteine 10g, Fett 21g, Kohlenhydrate 18g, Ballaststoffe 10g, 315 Kcal

Zubereitung

Geben Sie die Nüsse, Samen oder Kerne in den großen Behälter. Schrauben Sie die NutriBullet Extraktor-Klingen an der Oberseite des Behälters an. Drehen Sie den Behältern nun um, verbinden Sie ihn mit der NutriBullet Power Base Basiseinheit und starten Sie den Extraktionsvorgang durch eine Drehung. Extrahieren Sie für 30 Sekunden. Geben Sie den Rest der festen Zutaten in den Behälter und drücken alles unter der MAX Linie zusammen. Füllen Sie dann den Behälter mit der jeweiligen Flüssigkeit auf. Schrauben Sie die NutriBullet Extraktor-Klingen an der Oberseite des Behälters an. Drehen Sie den Behältern nun um, verbinden Sie ihn mit der NutriBullet Power Base Basiseinheit und starten Sie den Extraktionsvorgang durch eine Drehung erneut. Extrahieren Sie all das Gute aus den Zutaten bis alles gleichmäßig flüssig ist (rund 20 Sekunden). **Öffnen und genießen!**

WASSERMELONE-SELLERIE WONNE

Zutaten

40 Gramm Kohlblätter gezupft
40 Gramm Brokkoli Röschen
90 Gramm Wassermelonenstücke
120 Gramm geschnittener Sellerie
22 Gramm Kürbiskerne
100 ml Mandelmilch (Ungesüßt)
100 ml Griechisches Joghurt

Proteine 14g, Fett 21g, Kohlenhydrate 18g, Ballaststoffe 6g, 336 Kcal

Zubereitung

Geben Sie die Nüsse, Samen oder Kerne in den großen Behälter. Schrauben Sie die NutriBullet Extraktor-Klingen an der Oberseite des Behälters an. Drehen Sie den Behältern nun um, verbinden Sie ihn mit der NutriBullet Power Base Basiseinheit und starten Sie den Extraktionsvorgang durch eine Drehung. Extrahieren Sie für 30 Sekunden. Geben Sie den Rest der festen Zutaten in den Behälter und drücken alles unter der MAX Linie zusammen. Füllen Sie dann den Behälter mit der jeweiligen Flüssigkeit auf. Schrauben Sie die NutriBullet Extraktor-Klingen an der Oberseite des Behälters an. Drehen Sie den Behältern nun um, verbinden Sie ihn mit der NutriBullet Power Base Basiseinheit und starten Sie den Extraktionsvorgang durch eine Drehung erneut. Extrahieren Sie all das Gute aus den Zutaten bis alles gleichmäßig flüssig ist (rund 20 Sekunden). ***Öffnen und genießen!***

KIWI MELODIE

Zutaten

40 Gramm Senfkohl
40 Gramm Fenchel
90 Gramm Kiwischeiben
120 Gramm geschnittene Zucchini
22 Gramm Sonnenblumenkerne geschält
200 ml Mandelmilch (ungesüßt)

Proteine 9g, Fett 14g, Kohlenhydrate 18g, Ballaststoffe 8g, 232 Kcal

Zubereitung

Geben Sie die Nüsse, Samen oder Kerne in den großen Behälter. Schrauben Sie die NutriBullet Extraktor-Klingen an der Oberseite des Behälters an. Drehen Sie den Behältern nun um, verbinden Sie ihn mit der NutriBullet Power Base Basiseinheit und starten Sie den Extraktionsvorgang durch eine Drehung. Extrahieren Sie für 30 Sekunden. Geben Sie den Rest der festen Zutaten in den Behälter und drücken alles unter der MAX Linie zusammen. Füllen Sie dann den Behälter mit der jeweiligen Flüssigkeit auf. Schrauben Sie die NutriBullet Extraktor-Klingen an der Oberseite des Behälters an. Drehen Sie den Behältern nun um, verbinden Sie ihn mit der NutriBullet Power Base Basiseinheit und starten Sie den Extraktionsvorgang durch eine Drehung erneut. Extrahieren Sie all das Gute aus den Zutaten bis alles gleichmäßig flüssig ist (rund 20 Sekunden). **Öffnen und genießen!**

GRÜNKOHL UND SONNENBLUMEN HIMMEL

Zutaten

80 Gramm Grünkohl
90 Gramm Apfelscheiben
120 Gramm geschnittene Zucchini
22 Gramm Sonnenblumenkerne geschält
200 ml Wasser

Proteine 7g, Fett 11g, Kohlenhydrate 18g, Ballaststoffe 7g, 201 Kcal

Zubereitung

Geben Sie die Nüsse, Samen oder Kerne in den großen Behälter. Schrauben Sie die NutriBullet Extraktor-Klingen an der Oberseite des Behälters an. Drehen Sie den Behältern nun um, verbinden Sie ihn mit der NutriBullet Power Base Basiseinheit und starten Sie den Extraktionsvorgang durch eine Drehung. Extrahieren Sie für 30 Sekunden. Geben Sie den Rest der festen Zutaten in den Behälter und drücken alles unter der MAX Linie zusammen. Füllen Sie dann den Behälter mit der jeweiligen Flüssigkeit auf. Schrauben Sie die NutriBullet Extraktor-Klingen an der Oberseite des Behälters an. Drehen Sie den Behältern nun um, verbinden Sie ihn mit der NutriBullet Power Base Basiseinheit und starten Sie den Extraktionsvorgang durch eine Drehung erneut. Extrahieren Sie all das Gute aus den Zutaten bis alles gleichmäßig flüssig ist (rund 20 Sekunden). **Öffnen und genießen!**

JOHANNISBEERE UND HASELNUSS GALAXIE

Zutaten

40 Gramm Rucola/Arugura Salat
40 Gramm Spinat
90 Gramm Johannisbeeren
120 Gramm geschnittene Karotten
30 Gramm Haselnüsse
200 ml Wasser

Proteine 8g, Fett 19g, Kohlenhydrate 18g, Ballaststoffe 12g, 294 Kcal

Zubereitung

Geben Sie die Nüsse, Samen oder Kerne in den großen Behälter. Schrauben Sie die NutriBullet Extraktor-Klingen an der Oberseite des Behälters an. Drehen Sie den Behältern nun um, verbinden Sie ihn mit der NutriBullet Power Base Basiseinheit und starten Sie den Extraktionsvorgang durch eine Drehung. Extrahieren Sie für 30 Sekunden. Geben Sie den Rest der festen Zutaten in den Behälter und drücken alles unter der MAX Linie zusammen. Füllen Sie dann den Behälter mit der jeweiligen Flüssigkeit auf. Schrauben Sie die NutriBullet Extraktor-Klingen an der Oberseite des Behälters an. Drehen Sie den Behältern nun um, verbinden Sie ihn mit der NutriBullet Power Base Basiseinheit und starten Sie den Extraktionsvorgang durch eine Drehung erneut. Extrahieren Sie all das Gute aus den Zutaten bis alles gleichmäßig flüssig ist (rund 20 Sekunden). **Öffnen und genießen!**

BROKKOLI UMSORGT PECAN-NUSS

Zutaten

80 Gramm Brokkoli Röschen
90 Gramm Clementinenscheiben
120 Gramm geschnittene Rote Paprika
30 Gramm Pecan-Nüsse
200 ml Wasser

Proteine 7g, Fett 22g, Kohlenhydrate 18g, Ballaststoffe 9g, 313 Kcal

Zubereitung

Geben Sie die Nüsse, Samen oder Kerne in den großen Behälter. Schrauben Sie die NutriBullet Extraktor-Klingen an der Oberseite des Behälters an. Drehen Sie den Behältern nun um, verbinden Sie ihn mit der NutriBullet Power Base Basiseinheit und starten Sie den Extraktionsvorgang durch eine Drehung. Extrahieren Sie für 30 Sekunden. Geben Sie den Rest der festen Zutaten in den Behälter und drücken alles unter der MAX Linie zusammen. Füllen Sie dann den Behälter mit der jeweiligen Flüssigkeit auf. Schrauben Sie die NutriBullet Extraktor-Klingen an der Oberseite des Behälters an. Drehen Sie den Behältern nun um, verbinden Sie ihn mit der NutriBullet Power Base Basiseinheit und starten Sie den Extraktionsvorgang durch eine Drehung erneut. Extrahieren Sie all das Gute aus den Zutaten bis alles gleichmäßig flüssig ist (rund 20 Sekunden). ***Öffnen und genießen!***

MANGO UMSCHMEICHELT ERDNUSS

Zutaten

40 Gramm Grünkohl
40 Gramm Rucola/Arugura Salat
90 Gramm Mangoscheiben
120 Gramm Radieschen
30 Gramm Erdnüsse
200 ml Mandelmilch (ungesüßt)

Proteine 11g, Fett 18g, Kohlenhydrate 19g, Ballaststoffe 8g, 285 Kcal

Zubereitung

Geben Sie die Nüsse, Samen oder Kerne in den großen Behälter. Schrauben Sie die NutriBullet Extraktor-Klingen an der Oberseite des Behälters an. Drehen Sie den Behältern nun um, verbinden Sie ihn mit der NutriBullet Power Base Basiseinheit und starten Sie den Extraktionsvorgang durch eine Drehung. Extrahieren Sie für 30 Sekunden. Geben Sie den Rest der festen Zutaten in den Behälter und drücken alles unter der MAX Linie zusammen. Füllen Sie dann den Behälter mit der jeweiligen Flüssigkeit auf. Schrauben Sie die NutriBullet Extraktor-Klingen an der Oberseite des Behälters an. Drehen Sie den Behältern nun um, verbinden Sie ihn mit der NutriBullet Power Base Basiseinheit und starten Sie den Extraktionsvorgang durch eine Drehung erneut. Extrahieren Sie all das Gute aus den Zutaten bis alles gleichmäßig flüssig ist (rund 20 Sekunden). **Öffnen und genießen!**

BRUNNENKRESSE LIEBT KÜRBISKERNE

Zutaten

40 Gramm Salatblätter
40 Gramm Brunnenkresse
90 Gramm Avocadostücke
120 Gramm geschnittene Karotten
22 Gramm Kürbiskerne
200 ml Haselnussmilch

Proteine 10g, Fett 27g, Kohlenhydrate 19g, Ballaststoffe 12g, 386 Kcal

Zubereitung

   Geben Sie die Nüsse, Samen oder Kerne in den großen Behälter. Schrauben Sie die NutriBullet Extraktor-Klingen an der Oberseite des Behälters an. Drehen Sie den Behältern nun um, verbinden Sie ihn mit der NutriBullet Power Base Basiseinheit und starten Sie den Extraktionsvorgang durch eine Drehung. Extrahieren Sie für 30 Sekunden. Geben Sie den Rest der festen Zutaten in den Behälter und drücken alles unter der MAX Linie zusammen. Füllen Sie dann den Behälter mit der jeweiligen Flüssigkeit auf. Schrauben Sie die NutriBullet Extraktor-Klingen an der Oberseite des Behälters an. Drehen Sie den Behältern nun um, verbinden Sie ihn mit der NutriBullet Power Base Basiseinheit und starten Sie den Extraktionsvorgang durch eine Drehung erneut. Extrahieren Sie all das Gute aus den Zutaten bis alles gleichmäßig flüssig ist (rund 20 Sekunden). ***Öffnen und genießen!***

WASSERMELONE KÜSST KAROTTE

Zutaten

40 Gramm Brokkoli Röschen
40 Gramm Senfkohl
90 Gramm Wassermelonenstücke
120 Gramm geschnittene Karotten
30 Gramm Haselnüsse
200 ml Mandelmilch (ungesüßt)

Proteine 9g, Fett 21g, Kohlenhydrate 19g, Ballaststoffe 9g, 309 Kcal

Zubereitung

Geben Sie die Nüsse, Samen oder Kerne in den großen Behälter. Schrauben Sie die NutriBullet Extraktor-Klingen an der Oberseite des Behälters an. Drehen Sie den Behältern nun um, verbinden Sie ihn mit der NutriBullet Power Base Basiseinheit und starten Sie den Extraktionsvorgang durch eine Drehung. Extrahieren Sie für 30 Sekunden. Geben Sie den Rest der festen Zutaten in den Behälter und drücken alles unter der MAX Linie zusammen. Füllen Sie dann den Behälter mit der jeweiligen Flüssigkeit auf. Schrauben Sie die NutriBullet Extraktor-Klingen an der Oberseite des Behälters an. Drehen Sie den Behältern nun um, verbinden Sie ihn mit der NutriBullet Power Base Basiseinheit und starten Sie den Extraktionsvorgang durch eine Drehung erneut. Extrahieren Sie all das Gute aus den Zutaten bis alles gleichmäßig flüssig ist (rund 20 Sekunden). ***Öffnen und genießen!***

PFLAUME PERFEKTION

Zutaten

40 Gramm Senfkohl
40 Gramm Brunnenkresse
90 Gramm Pflaumenhälften
120 Gramm Radieschen
22 Gramm Chia-Samen
200 ml Kokosnussmilch

Proteine 7g, Fett 9g, Kohlenhydrate 19g, Ballaststoffe 11g, 217 Kcal

Zubereitung

Geben Sie die Nüsse, Samen oder Kerne in den großen Behälter. Schrauben Sie die NutriBullet Extraktor-Klingen an der Oberseite des Behälters an. Drehen Sie den Behältern nun um, verbinden Sie ihn mit der NutriBullet Power Base Basiseinheit und starten Sie den Extraktionsvorgang durch eine Drehung. Extrahieren Sie für 30 Sekunden. Geben Sie den Rest der festen Zutaten in den Behälter und drücken alles unter der MAX Linie zusammen. Füllen Sie dann den Behälter mit der jeweiligen Flüssigkeit auf. Schrauben Sie die NutriBullet Extraktor-Klingen an der Oberseite des Behälters an. Drehen Sie den Behältern nun um, verbinden Sie ihn mit der NutriBullet Power Base Basiseinheit und starten Sie den Extraktionsvorgang durch eine Drehung erneut. Extrahieren Sie all das Gute aus den Zutaten bis alles gleichmäßig flüssig ist (rund 20 Sekunden). ***Öffnen und genießen!***

RADIESCHEN LIEBKOSUNG

Zutaten

80 Gramm Minze
90 Gramm Erdbeeren
120 Gramm Radieschen
22 Gramm Leinsamen
100 ml Vollmilch
100 ml Magermilch Crème Fraiche Light

Proteine 11g, Fett 29g, Kohlenhydrate 19g, Ballaststoffe 15g, 433 Kcal

Zubereitung

Geben Sie die Nüsse, Samen oder Kerne in den großen Behälter. Schrauben Sie die NutriBullet Extraktor-Klingen an der Oberseite des Behälters an. Drehen Sie den Behältern nun um, verbinden Sie ihn mit der NutriBullet Power Base Basiseinheit und starten Sie den Extraktionsvorgang durch eine Drehung. Extrahieren Sie für 30 Sekunden. Geben Sie den Rest der festen Zutaten in den Behälter und drücken alles unter der MAX Linie zusammen. Füllen Sie dann den Behälter mit der jeweiligen Flüssigkeit auf. Schrauben Sie die NutriBullet Extraktor-Klingen an der Oberseite des Behälters an. Drehen Sie den Behältern nun um, verbinden Sie ihn mit der NutriBullet Power Base Basiseinheit und starten Sie den Extraktionsvorgang durch eine Drehung erneut. Extrahieren Sie all das Gute aus den Zutaten bis alles gleichmäßig flüssig ist (rund 20 Sekunden). **Öffnen und genießen!**

BROKKOLI SESAM

Zutaten

40 Gramm Minze
40 Gramm Brokkoli Röschen
90 Gramm Himbeeren
120 Gramm geschnittene Tomaten
22 Gramm Sesamkerne geschält
100 ml Haselnussmilch
100 ml Griechisches Joghurt

Proteine 13g, Fett 25g, Kohlenhydrate 19g, Ballaststoffe 13g, 385 Kcal

Zubereitung

Geben Sie die Nüsse, Samen oder Kerne in den großen Behälter. Schrauben Sie die NutriBullet Extraktor-Klingen an der Oberseite des Behälters an. Drehen Sie den Behältern nun um, verbinden Sie ihn mit der NutriBullet Power Base Basiseinheit und starten Sie den Extraktionsvorgang durch eine Drehung. Extrahieren Sie für 30 Sekunden. Geben Sie den Rest der festen Zutaten in den Behälter und drücken alles unter der MAX Linie zusammen. Füllen Sie dann den Behälter mit der jeweiligen Flüssigkeit auf. Schrauben Sie die NutriBullet Extraktor-Klingen an der Oberseite des Behälters an. Drehen Sie den Behältern nun um, verbinden Sie ihn mit der NutriBullet Power Base Basiseinheit und starten Sie den Extraktionsvorgang durch eine Drehung erneut. Extrahieren Sie all das Gute aus den Zutaten bis alles gleichmäßig flüssig ist (rund 20 Sekunden). ***Öffnen und genießen!***

KOHL UND CLEMENTINEN BUSSI

Zutaten

80 Gramm Kohlblätter gezupft
90 Gramm Clementinenscheiben
120 Gramm geschnittene Karotten
22 Gramm Leinsamen
200 ml Wasser

Proteine 9g, Fett 11g, Kohlenhydrate 19g, Ballaststoffe 13g, 236 Kcal

Zubereitung

Geben Sie die Nüsse, Samen oder Kerne in den großen Behälter. Schrauben Sie die NutriBullet Extraktor-Klingen an der Oberseite des Behälters an. Drehen Sie den Behältern nun um, verbinden Sie ihn mit der NutriBullet Power Base Basiseinheit und starten Sie den Extraktionsvorgang durch eine Drehung. Extrahieren Sie für 30 Sekunden. Geben Sie den Rest der festen Zutaten in den Behälter und drücken alles unter der MAX Linie zusammen. Füllen Sie dann den Behälter mit der jeweiligen Flüssigkeit auf. Schrauben Sie die NutriBullet Extraktor-Klingen an der Oberseite des Behälters an. Drehen Sie den Behältern nun um, verbinden Sie ihn mit der NutriBullet Power Base Basiseinheit und starten Sie den Extraktionsvorgang durch eine Drehung erneut. Extrahieren Sie all das Gute aus den Zutaten bis alles gleichmäßig flüssig ist (rund 20 Sekunden). ***Öffnen und genießen!***

HIMBEERE BETÖRT SCHWERTBOHNE

Zutaten

40 Gramm Spinat
40 Gramm Salatblätter
90 Gramm Himbeeren
120 Gramm geschnittene Schwertbohne
30 Gramm Para-Nüsse
100 ml Kokosnussmilch
100 ml Griechisches Joghurt

Proteine 14g, Fett 32g, Kohlenhydrate 19g, Ballaststoffe 12g, 435 Kcal

Zubereitung

Geben Sie die Nüsse, Samen oder Kerne in den großen Behälter. Schrauben Sie die NutriBullet Extraktor-Klingen an der Oberseite des Behälters an. Drehen Sie den Behältern nun um, verbinden Sie ihn mit der NutriBullet Power Base Basiseinheit und starten Sie den Extraktionsvorgang durch eine Drehung. Extrahieren Sie für 30 Sekunden. Geben Sie den Rest der festen Zutaten in den Behälter und drücken alles unter der MAX Linie zusammen. Füllen Sie dann den Behälter mit der jeweiligen Flüssigkeit auf. Schrauben Sie die NutriBullet Extraktor-Klingen an der Oberseite des Behälters an. Drehen Sie den Behältern nun um, verbinden Sie ihn mit der NutriBullet Power Base Basiseinheit und starten Sie den Extraktionsvorgang durch eine Drehung erneut. Extrahieren Sie all das Gute aus den Zutaten bis alles gleichmäßig flüssig ist (rund 20 Sekunden). ***Öffnen und genießen!***

APRIKOSE TRIFFT KOHLRÜBE

Zutaten

80 Gramm Brokkoli Röschen
90 Gramm Aprikosenhälften
120 Gramm gewürfelte Kohlrübe
22 Gramm Chia-Samen
200 ml Mandelmilch (ungesüßt)

Proteine 9g, Fett 10g, Kohlenhydrate 19g, Ballaststoffe 15g, 238 Kcal

Zubereitung

Geben Sie die Nüsse, Samen oder Kerne in den großen Behälter. Schrauben Sie die NutriBullet Extraktor-Klingen an der Oberseite des Behälters an. Drehen Sie den Behältern nun um, verbinden Sie ihn mit der NutriBullet Power Base Basiseinheit und starten Sie den Extraktionsvorgang durch eine Drehung. Extrahieren Sie für 30 Sekunden. Geben Sie den Rest der festen Zutaten in den Behälter und drücken alles unter der MAX Linie zusammen. Füllen Sie dann den Behälter mit der jeweiligen Flüssigkeit auf. Schrauben Sie die NutriBullet Extraktor-Klingen an der Oberseite des Behälters an. Drehen Sie den Behältern nun um, verbinden Sie ihn mit der NutriBullet Power Base Basiseinheit und starten Sie den Extraktionsvorgang durch eine Drehung erneut. Extrahieren Sie all das Gute aus den Zutaten bis alles gleichmäßig flüssig ist (rund 20 Sekunden). **Öffnen und genießen!**

GRÜNKOHL KÜSST JOHANNISBEEREN

Zutaten

80 Gramm Grünkohl
90 Gramm Johannisbeeren
120 Gramm geschnittener Sellerie
30 Gramm Erdnüsse
200 ml Haselnussmilch

Proteine 11g, Fett 18g, Kohlenhydrate 19g, Ballaststoffe 11g, 308 Kcal

Zubereitung

Geben Sie die Nüsse, Samen oder Kerne in den großen Behälter. Schrauben Sie die NutriBullet Extraktor-Klingen an der Oberseite des Behälters an. Drehen Sie den Behältern nun um, verbinden Sie ihn mit der NutriBullet Power Base Basiseinheit und starten Sie den Extraktionsvorgang durch eine Drehung. Extrahieren Sie für 30 Sekunden. Geben Sie den Rest der festen Zutaten in den Behälter und drücken alles unter der MAX Linie zusammen. Füllen Sie dann den Behälter mit der jeweiligen Flüssigkeit auf. Schrauben Sie die NutriBullet Extraktor-Klingen an der Oberseite des Behälters an. Drehen Sie den Behältern nun um, verbinden Sie ihn mit der NutriBullet Power Base Basiseinheit und starten Sie den Extraktionsvorgang durch eine Drehung erneut. Extrahieren Sie all das Gute aus den Zutaten bis alles gleichmäßig flüssig ist (rund 20 Sekunden). **Öffnen und genießen!**

MANGO REAKTION

Zutaten

80 Gramm Brokkoli Röschen
90 Gramm Mangoscheiben
120 Gramm geschnittene Zucchini
22 Gramm Chia-Samen
200 ml Wasser

Proteine 8g, Fett 8g, Kohlenhydrate 20g, Ballaststoffe 12g, 208 Kcal

Zubereitung

Geben Sie die Nüsse, Samen oder Kerne in den großen Behälter. Schrauben Sie die NutriBullet Extraktor-Klingen an der Oberseite des Behälters an. Drehen Sie den Behältern nun um, verbinden Sie ihn mit der NutriBullet Power Base Basiseinheit und starten Sie den Extraktionsvorgang durch eine Drehung. Extrahieren Sie für 30 Sekunden. Geben Sie den Rest der festen Zutaten in den Behälter und drücken alles unter der MAX Linie zusammen. Füllen Sie dann den Behälter mit der jeweiligen Flüssigkeit auf. Schrauben Sie die NutriBullet Extraktor-Klingen an der Oberseite des Behälters an. Drehen Sie den Behältern nun um, verbinden Sie ihn mit der NutriBullet Power Base Basiseinheit und starten Sie den Extraktionsvorgang durch eine Drehung erneut. Extrahieren Sie all das Gute aus den Zutaten bis alles gleichmäßig flüssig ist (rund 20 Sekunden). **Öffnen und genießen!**

JOHANNISBEERE HERZT ROTE BEETE

Zutaten

80 Gramm Brokkoli Röschen
90 Gramm Johannisbeeren
120 Gramm gewürfelte Rote Beete
30 Gramm Pecan-Nüsse
200 ml Mandelmilch (ungesüßt)

Proteine 8g, Fett 24g, Kohlenhydrate 20g, Ballaststoffe 13g, 353 Kcal

Zubereitung

Geben Sie die Nüsse, Samen oder Kerne in den großen Behälter. Schrauben Sie die NutriBullet Extraktor-Klingen an der Oberseite des Behälters an. Drehen Sie den Behältern nun um, verbinden Sie ihn mit der NutriBullet Power Base Basiseinheit und starten Sie den Extraktionsvorgang durch eine Drehung. Extrahieren Sie für 30 Sekunden. Geben Sie den Rest der festen Zutaten in den Behälter und drücken alles unter der MAX Linie zusammen. Füllen Sie dann den Behälter mit der jeweiligen Flüssigkeit auf. Schrauben Sie die NutriBullet Extraktor-Klingen an der Oberseite des Behälters an. Drehen Sie den Behältern nun um, verbinden Sie ihn mit der NutriBullet Power Base Basiseinheit und starten Sie den Extraktionsvorgang durch eine Drehung erneut. Extrahieren Sie all das Gute aus den Zutaten bis alles gleichmäßig flüssig ist (rund 20 Sekunden). ***Öffnen und genießen!***

SPINAT UND PECAN-NUSS TRAUM

Zutaten

40 Gramm Spinat
40 Gramm Minze
90 Gramm Guave
120 Gramm geschnittene Schwertbohne
30 Gramm Pecan-Nüsse
200 ml Kokosnussmilch

Proteine 10g, Fett 25g, Kohlenhydrate 20g, Ballaststoffe 14g, 365 Kcal

Zubereitung

Geben Sie die Nüsse, Samen oder Kerne in den großen Behälter. Schrauben Sie die NutriBullet Extraktor-Klingen an der Oberseite des Behälters an. Drehen Sie den Behältern nun um, verbinden Sie ihn mit der NutriBullet Power Base Basiseinheit und starten Sie den Extraktionsvorgang durch eine Drehung. Extrahieren Sie für 30 Sekunden. Geben Sie den Rest der festen Zutaten in den Behälter und drücken alles unter der MAX Linie zusammen. Füllen Sie dann den Behälter mit der jeweiligen Flüssigkeit auf. Schrauben Sie die NutriBullet Extraktor-Klingen an der Oberseite des Behälters an. Drehen Sie den Behältern nun um, verbinden Sie ihn mit der NutriBullet Power Base Basiseinheit und starten Sie den Extraktionsvorgang durch eine Drehung erneut. Extrahieren Sie all das Gute aus den Zutaten bis alles gleichmäßig flüssig ist (rund 20 Sekunden). **Öffnen und genießen!**

MINZE BRUNNENKRESSE

Zutaten

40 Gramm Minze
40 Gramm Brunnenkresse
90 Gramm Aprikosenhälften
120 Gramm geschnittene Zucchini
30 Gramm Mandeln
200 ml Haselnussmilch

Proteine 12g, Fett 20g, Kohlenhydrate 20g, Ballaststoffe 10g, 320 Kcal

Zubereitung

Geben Sie die Nüsse, Samen oder Kerne in den großen Behälter. Schrauben Sie die NutriBullet Extraktor-Klingen an der Oberseite des Behälters an. Drehen Sie den Behältern nun um, verbinden Sie ihn mit der NutriBullet Power Base Basiseinheit und starten Sie den Extraktionsvorgang durch eine Drehung. Extrahieren Sie für 30 Sekunden. Geben Sie den Rest der festen Zutaten in den Behälter und drücken alles unter der MAX Linie zusammen. Füllen Sie dann den Behälter mit der jeweiligen Flüssigkeit auf. Schrauben Sie die NutriBullet Extraktor-Klingen an der Oberseite des Behälters an. Drehen Sie den Behältern nun um, verbinden Sie ihn mit der NutriBullet Power Base Basiseinheit und starten Sie den Extraktionsvorgang durch eine Drehung erneut. Extrahieren Sie all das Gute aus den Zutaten bis alles gleichmäßig flüssig ist (rund 20 Sekunden). ***Öffnen und genießen!***

GRÜNKOHL UND BROMBEER GARTEN

Zutaten

80 Gramm Grünkohl
90 Gramm Brombeeren
120 Gramm gewürfelte Rüben
22 Gramm Chia-Samen
200 ml Haselnussmilch

Proteine 8g, Fett 11g, Kohlenhydrate 20g, Ballaststoffe 17g, 257 Kcal

Zubereitung

Geben Sie die Nüsse, Samen oder Kerne in den großen Behälter. Schrauben Sie die NutriBullet Extraktor-Klingen an der Oberseite des Behälters an. Drehen Sie den Behältern nun um, verbinden Sie ihn mit der NutriBullet Power Base Basiseinheit und starten Sie den Extraktionsvorgang durch eine Drehung. Extrahieren Sie für 30 Sekunden. Geben Sie den Rest der festen Zutaten in den Behälter und drücken alles unter der MAX Linie zusammen. Füllen Sie dann den Behälter mit der jeweiligen Flüssigkeit auf. Schrauben Sie die NutriBullet Extraktor-Klingen an der Oberseite des Behälters an. Drehen Sie den Behältern nun um, verbinden Sie ihn mit der NutriBullet Power Base Basiseinheit und starten Sie den Extraktionsvorgang durch eine Drehung erneut. Extrahieren Sie all das Gute aus den Zutaten bis alles gleichmäßig flüssig ist (rund 20 Sekunden). **Öffnen und genießen!**

MANGO UMSCHMEICHELT BLUMENKOHL

Zutaten

40 Gramm Brokkoli Röschen
40 Gramm Salatblätter
90 Gramm Mangoscheiben
120 Gramm geschnittene Blumenkohlrosen
30 Gramm Haselnüsse
200 ml Wasser

Proteine 9g, Fett 19g, Kohlenhydrate 20g, Ballaststoffe 9g, 292 Kcal

Zubereitung

Geben Sie die Nüsse, Samen oder Kerne in den großen Behälter. Schrauben Sie die NutriBullet Extraktor-Klingen an der Oberseite des Behälters an. Drehen Sie den Behältern nun um, verbinden Sie ihn mit der NutriBullet Power Base Basiseinheit und starten Sie den Extraktionsvorgang durch eine Drehung. Extrahieren Sie für 30 Sekunden. Geben Sie den Rest der festen Zutaten in den Behälter und drücken alles unter der MAX Linie zusammen. Füllen Sie dann den Behälter mit der jeweiligen Flüssigkeit auf. Schrauben Sie die NutriBullet Extraktor-Klingen an der Oberseite des Behälters an. Drehen Sie den Behältern nun um, verbinden Sie ihn mit der NutriBullet Power Base Basiseinheit und starten Sie den Extraktionsvorgang durch eine Drehung erneut. Extrahieren Sie all das Gute aus den Zutaten bis alles gleichmäßig flüssig ist (rund 20 Sekunden). ***Öffnen und genießen!***

KIRSCHE ROYALE

Zutaten

40 Gramm Grünkohl
40 Gramm Brokkoli Röschen
90 Gramm Kirschen (entkernt)
120 Gramm geschnittener Sellerie
22 Gramm Sonnenblumenkerne geschält
200 ml Wasser

Proteine 8g, Fett 11g, Kohlenhydrate 20g, Ballaststoffe 7g, 213 Kcal

Zubereitung

Geben Sie die Nüsse, Samen oder Kerne in den großen Behälter. Schrauben Sie die NutriBullet Extraktor-Klingen an der Oberseite des Behälters an. Drehen Sie den Behältern nun um, verbinden Sie ihn mit der NutriBullet Power Base Basiseinheit und starten Sie den Extraktionsvorgang durch eine Drehung. Extrahieren Sie für 30 Sekunden. Geben Sie den Rest der festen Zutaten in den Behälter und drücken alles unter der MAX Linie zusammen. Füllen Sie dann den Behälter mit der jeweiligen Flüssigkeit auf. Schrauben Sie die NutriBullet Extraktor-Klingen an der Oberseite des Behälters an. Drehen Sie den Behältern nun um, verbinden Sie ihn mit der NutriBullet Power Base Basiseinheit und starten Sie den Extraktionsvorgang durch eine Drehung erneut. Extrahieren Sie all das Gute aus den Zutaten bis alles gleichmäßig flüssig ist (rund 20 Sekunden). **Öffnen und genießen!**

GRÜNER PAPRIKA GALAXIE

Zutaten

80 Gramm Senfkohl
90 Gramm Aprikosenhälften
120 Gramm geschnittene Grüne Paprika
30 Gramm Pecan-Nüsse
200 ml Haselnussmilch

Proteine 7g, Fett 26g, Kohlenhydrate 20g, Ballaststoffe 8g, 342 Kcal

Zubereitung

    Geben Sie die Nüsse, Samen oder Kerne in den großen Behälter. Schrauben Sie die NutriBullet Extraktor-Klingen an der Oberseite des Behälters an. Drehen Sie den Behältern nun um, verbinden Sie ihn mit der NutriBullet Power Base Basiseinheit und starten Sie den Extraktionsvorgang durch eine Drehung. Extrahieren Sie für 30 Sekunden. Geben Sie den Rest der festen Zutaten in den Behälter und drücken alles unter der MAX Linie zusammen. Füllen Sie dann den Behälter mit der jeweiligen Flüssigkeit auf. Schrauben Sie die NutriBullet Extraktor-Klingen an der Oberseite des Behälters an. Drehen Sie den Behältern nun um, verbinden Sie ihn mit der NutriBullet Power Base Basiseinheit und starten Sie den Extraktionsvorgang durch eine Drehung erneut. Extrahieren Sie all das Gute aus den Zutaten bis alles gleichmäßig flüssig ist (rund 20 Sekunden). ***Öffnen und genießen!***

KOHL UND HIMBEERE GEMEINSCHAFT

Zutaten

40 Gramm Brunnenkresse
40 Gramm Kohlblätter gezupft
90 Gramm Himbeeren
120 Gramm Radieschen
200 ml Mandelmilch (ungesüßt)

Proteine 5g, Fett 4g, Kohlenhydrate 8g, Ballaststoffe 10g, 110 Kcal

Zubereitung

Geben Sie die festen Zutaten in den großen Behälter und drücken Sie alles unter der MAX Linie zusammen. Füllen Sie dann den Behälter mit der jeweiligen Flüssigkeit auf. Schrauben Sie die NutriBullet Extraktor-Klingen an der Oberseite des Behälters an. Drehen Sie den Behältern nun um, verbinden Sie ihn mit der NutriBullet Power Base Basiseinheit und starten Sie den Extraktionsvorgang durch eine Drehung erneut. Extrahieren Sie all das Gute aus den Zutaten bis alles gleichmäßig flüssig ist (rund 20 Sekunden). ***Öffnen und genießen!***

GRÜNER PAPRIKA GALAXIE

Zutaten

80 Gramm Senfkohl
90 Gramm Aprikosenhälften
120 Gramm geschnittene Grüne Paprika
30 Gramm Pecan-Nüsse
200 ml Haselnussmilch

Proteine 7g, Fett 26g, Kohlenhydrate 20g, Ballaststoffe 8g, 342 Kcal

Zubereitung

Geben Sie die Nüsse, Samen oder Kerne in den großen Behälter. Schrauben Sie die NutriBullet Extraktor-Klingen an der Oberseite des Behälters an. Drehen Sie den Behältern nun um, verbinden Sie ihn mit der NutriBullet Power Base Basiseinheit und starten Sie den Extraktionsvorgang durch eine Drehung. Extrahieren Sie für 30 Sekunden. Geben Sie den Rest der festen Zutaten in den Behälter und drücken alles unter der MAX Linie zusammen. Füllen Sie dann den Behälter mit der jeweiligen Flüssigkeit auf. Schrauben Sie die NutriBullet Extraktor-Klingen an der Oberseite des Behälters an. Drehen Sie den Behältern nun um, verbinden Sie ihn mit der NutriBullet Power Base Basiseinheit und starten Sie den Extraktionsvorgang durch eine Drehung erneut. Extrahieren Sie all das Gute aus den Zutaten bis alles gleichmäßig flüssig ist (rund 20 Sekunden). ***Öffnen und genießen!***

KOHL UND HIMBEERE GEMEINSCHAFT

Zutaten

40 Gramm Brunnenkresse
40 Gramm Kohlblätter gezupft
90 Gramm Himbeeren
120 Gramm Radieschen
200 ml Mandelmilch (ungesüßt)

Proteine 5g, Fett 4g, Kohlenhydrate 8g, Ballaststoffe 10g, 110 Kcal

Zubereitung

Geben Sie die festen Zutaten in den großen Behälter und drücken Sie alles unter der MAX Linie zusammen. Füllen Sie dann den Behälter mit der jeweiligen Flüssigkeit auf. Schrauben Sie die NutriBullet Extraktor-Klingen an der Oberseite des Behälters an. Drehen Sie den Behältern nun um, verbinden Sie ihn mit der NutriBullet Power Base Basiseinheit und starten Sie den Extraktionsvorgang durch eine Drehung erneut. Extrahieren Sie all das Gute aus den Zutaten bis alles gleichmäßig flüssig ist (rund 20 Sekunden). ***Öffnen und genießen!***

RUCOLA UND BROKKOLI ARIE

Zutaten

40 Gramm Rucola/Arugura Salat
40 Gramm Brokkoli Röschen
90 Gramm Erdbeeren
120 Gramm geschnittener Sellerie
200 ml Wasser

Proteine 3g, Fett 0.7g, Kohlenhydrate 9g, Ballaststoffe 5g, 67 Kcal

Zubereitung

Geben Sie die festen Zutaten in den großen Behälter und drücken Sie alles unter der MAX Linie zusammen. Füllen Sie dann den Behälter mit der jeweiligen Flüssigkeit auf. Schrauben Sie die NutriBullet Extraktor-Klingen an der Oberseite des Behälters an. Drehen Sie den Behältern nun um, verbinden Sie ihn mit der NutriBullet Power Base Basiseinheit und starten Sie den Extraktionsvorgang durch eine Drehung erneut. Extrahieren Sie all das Gute aus den Zutaten bis alles gleichmäßig flüssig ist (rund 20 Sekunden). ***Öffnen und genießen!***

GRAPEFRUIT UND SPARGEL COCKTAIL

Zutaten

40 Gramm Brokkoli Röschen
40 Gramm Minze
90 Gramm Grapefruit-Stücke
120 Gramm geschnittener Spargel
200 ml Wasser

Proteine 6g, Fett 0.7g, Kohlenhydrate 11g, Ballaststoffe 7g, 84 Kcal

Zubereitung

Geben Sie die festen Zutaten in den großen Behälter und drücken Sie alles unter der MAX Linie zusammen. Füllen Sie dann den Behälter mit der jeweiligen Flüssigkeit auf. Schrauben Sie die NutriBullet Extraktor-Klingen an der Oberseite des Behälters an. Drehen Sie den Behältern nun um, verbinden Sie ihn mit der NutriBullet Power Base Basiseinheit und starten Sie den Extraktionsvorgang durch eine Drehung erneut. Extrahieren Sie all das Gute aus den Zutaten bis alles gleichmäßig flüssig ist (rund 20 Sekunden). **Öffnen und genießen!**

GRAPEFRUIT UMSORGT RADIESCHEN

Zutaten

80 Gramm Grünkohl
90 Gramm Grapefruit-Stücke
120 Gramm Radieschen
200 ml Wasser

Proteine 2g, Fett 0.3g, Kohlenhydrate 11g, Ballaststoffe 5g, 68 Kcal

Zubereitung

Geben Sie die festen Zutaten in den großen Behälter und drücken Sie alles unter der MAX Linie zusammen. Füllen Sie dann den Behälter mit der jeweiligen Flüssigkeit auf. Schrauben Sie die NutriBullet Extraktor-Klingen an der Oberseite des Behälters an. Drehen Sie den Behältern nun um, verbinden Sie ihn mit der NutriBullet Power Base Basiseinheit und starten Sie den Extraktionsvorgang durch eine Drehung erneut. Extrahieren Sie all das Gute aus den Zutaten bis alles gleichmäßig flüssig ist (rund 20 Sekunden). **Öffnen und genießen!**

GRÜNKOHL UMARMT ERDBEERE

Zutaten

80 Gramm Grünkohl
90 Gramm Erdbeeren
120 Gramm geschnittene Tomaten
200 ml Mandelmilch (ungesüßt)

Proteine 3g, Fett 3g, Kohlenhydrate 11g, Ballaststoffe 6g, 96 Kcal

Zubereitung

Geben Sie die festen Zutaten in den großen Behälter und drücken Sie alles unter der MAX Linie zusammen. Füllen Sie dann den Behälter mit der jeweiligen Flüssigkeit auf. Schrauben Sie die NutriBullet Extraktor-Klingen an der Oberseite des Behälters an. Drehen Sie den Behältern nun um, verbinden Sie ihn mit der NutriBullet Power Base Basiseinheit und starten Sie den Extraktionsvorgang durch eine Drehung erneut. Extrahieren Sie all das Gute aus den Zutaten bis alles gleichmäßig flüssig ist (rund 20 Sekunden). ***Öffnen und genießen!***

ORANGEN OFFENBARUNG

Zutaten

80 Gramm Salatblätter
90 Gramm Orangenstücke
120 Gramm geschnittener Spargel
200 ml Wasser

Proteine 4g, Fett 0.5g, Kohlenhydrate 12g, Ballaststoffe 6g, 79 Kcal

Zubereitung

Geben Sie die festen Zutaten in den großen Behälter und drücken Sie alles unter der MAX Linie zusammen. Füllen Sie dann den Behälter mit der jeweiligen Flüssigkeit auf. Schrauben Sie die NutriBullet Extraktor-Klingen an der Oberseite des Behälters an. Drehen Sie den Behältern nun um, verbinden Sie ihn mit der NutriBullet Power Base Basiseinheit und starten Sie den Extraktionsvorgang durch eine Drehung erneut. Extrahieren Sie all das Gute aus den Zutaten bis alles gleichmäßig flüssig ist (rund 20 Sekunden). **Öffnen und genießen!**

KOHL LIEBT PAPAYA

Zutaten

80 Gramm Kohlblätter gezupft
90 Gramm Papaya
120 Gramm geschnittener Spargel
200 ml Wasser

Proteine 6g, Fett 2g, Kohlenhydrate 12g, Ballaststoffe 6g, 90 Kcal

Zubereitung

Geben Sie die festen Zutaten in den großen Behälter und drücken Sie alles unter der MAX Linie zusammen. Füllen Sie dann den Behälter mit der jeweiligen Flüssigkeit auf. Schrauben Sie die NutriBullet Extraktor-Klingen an der Oberseite des Behälters an. Drehen Sie den Behältern nun um, verbinden Sie ihn mit der NutriBullet Power Base Basiseinheit und starten Sie den Extraktionsvorgang durch eine Drehung erneut. Extrahieren Sie all das Gute aus den Zutaten bis alles gleichmäßig flüssig ist (rund 20 Sekunden). ***Öffnen und genießen!***

MINZE BEGEHRT AVOCADO

Zutaten

40 Gramm Rucola/Arugura Salat
40 Gramm Minze
90 Gramm Avocadostücke
120 Gramm geschnittene Tomaten
200 ml Haselnussmilch

Proteine 5g, Fett 17g, Kohlenhydrate 12g, Ballaststoffe 11g, 247 Kcal

Zubereitung

Geben Sie die festen Zutaten in den großen Behälter und drücken Sie alles unter der MAX Linie zusammen. Füllen Sie dann den Behälter mit der jeweiligen Flüssigkeit auf. Schrauben Sie die NutriBullet Extraktor-Klingen an der Oberseite des Behälters an. Drehen Sie den Behältern nun um, verbinden Sie ihn mit der NutriBullet Power Base Basiseinheit und starten Sie den Extraktionsvorgang durch eine Drehung erneut. Extrahieren Sie all das Gute aus den Zutaten bis alles gleichmäßig flüssig ist (rund 20 Sekunden). ***Öffnen und genießen!***

GRÜNKOHL UND NEKTARINE SCHÖPFUNG

Zutaten

40 Gramm Grünkohl
40 Gramm Senfkohl
90 Gramm Nektarinenstücke
120 Gramm geschnittene Zucchini
200 ml Wasser

Proteine 4g, Fett 0.8g, Kohlenhydrate 12g, Ballaststoffe 4g, 75 Kcal

Zubereitung

Geben Sie die festen Zutaten in den großen Behälter und drücken Sie alles unter der MAX Linie zusammen. Füllen Sie dann den Behälter mit der jeweiligen Flüssigkeit auf. Schrauben Sie die NutriBullet Extraktor-Klingen an der Oberseite des Behälters an. Drehen Sie den Behältern nun um, verbinden Sie ihn mit der NutriBullet Power Base Basiseinheit und starten Sie den Extraktionsvorgang durch eine Drehung erneut. Extrahieren Sie all das Gute aus den Zutaten bis alles gleichmäßig flüssig ist (rund 20 Sekunden). ***Öffnen und genießen!***

SALAT UND BROKKOLI BOOSTER

Zutaten

40 Gramm Salatblätter
40 Gramm Brokkoli Röschen
90 Gramm Wassermelonenstücke
120 Gramm geschnittene Blumenkohlrosen
200 ml Mandelmilch (ungesüßt)

Proteine 5g, Fett 3g, Kohlenhydrate 12g, Ballaststoffe 5g, 103 Kcal

Zubereitung

Geben Sie die festen Zutaten in den großen Behälter und drücken Sie alles unter der MAX Linie zusammen. Füllen Sie dann den Behälter mit der jeweiligen Flüssigkeit auf. Schrauben Sie die NutriBullet Extraktor-Klingen an der Oberseite des Behälters an. Drehen Sie den Behältern nun um, verbinden Sie ihn mit der NutriBullet Power Base Basiseinheit und starten Sie den Extraktionsvorgang durch eine Drehung erneut. Extrahieren Sie all das Gute aus den Zutaten bis alles gleichmäßig flüssig ist (rund 20 Sekunden). ***Öffnen und genießen!***

ERDBEERE UND KOHLRÜBE SUPERMODEL

Zutaten

80 Gramm Minze
90 Gramm Erdbeeren
120 Gramm gewürfelte Kohlrübe
200 ml Wasser

Proteine 4g, Fett 1g, Kohlenhydrate 12g, Ballaststoffe 10g, 98 Kcal

Zubereitung

Geben Sie die festen Zutaten in den großen Behälter und drücken Sie alles unter der MAX Linie zusammen. Füllen Sie dann den Behälter mit der jeweiligen Flüssigkeit auf. Schrauben Sie die NutriBullet Extraktor-Klingen an der Oberseite des Behälters an. Drehen Sie den Behältern nun um, verbinden Sie ihn mit der NutriBullet Power Base Basiseinheit und starten Sie den Extraktionsvorgang durch eine Drehung erneut. Extrahieren Sie all das Gute aus den Zutaten bis alles gleichmäßig flüssig ist (rund 20 Sekunden). ***Öffnen und genießen!***

SÜßGRAS SELIGKEIT

Zutaten

40 Gramm Kohlblätter gezupft
40 Gramm Grünkohl
90 Gramm Avocadostücke
120 Gramm geschnittenes Süßgras
200 ml Mandelmilch (ungesüßt)

Proteine 6g, Fett 16g, Kohlenhydrate 13g, Ballaststoffe 11g, 244 Kcal

Zubereitung

Geben Sie die festen Zutaten in den großen Behälter und drücken Sie alles unter der MAX Linie zusammen. Füllen Sie dann den Behälter mit der jeweiligen Flüssigkeit auf. Schrauben Sie die NutriBullet Extraktor-Klingen an der Oberseite des Behälters an. Drehen Sie den Behältern nun um, verbinden Sie ihn mit der NutriBullet Power Base Basiseinheit und starten Sie den Extraktionsvorgang durch eine Drehung erneut. Extrahieren Sie all das Gute aus den Zutaten bis alles gleichmäßig flüssig ist (rund 20 Sekunden). ***Öffnen und genießen!***

ROTKOHL LIEBT MINZE

Zutaten

40 Gramm Rotkohl oder Weisskohl
40 Gramm Minze
90 Gramm Pfirsichscheiben
120 Gramm geschnittene Tomaten
200 ml Wasser

Proteine 4g, Fett 0.8g, Kohlenhydrate 13g, Ballaststoffe 6g, 86 Kcal

Zubereitung

Geben Sie die festen Zutaten in den großen Behälter und drücken Sie alles unter der MAX Linie zusammen. Füllen Sie dann den Behälter mit der jeweiligen Flüssigkeit auf. Schrauben Sie die NutriBullet Extraktor-Klingen an der Oberseite des Behälters an. Drehen Sie den Behältern nun um, verbinden Sie ihn mit der NutriBullet Power Base Basiseinheit und starten Sie den Extraktionsvorgang durch eine Drehung erneut. Extrahieren Sie all das Gute aus den Zutaten bis alles gleichmäßig flüssig ist (rund 20 Sekunden). ***Öffnen und genießen!***

LUFTIGER GARTEN

Zutaten

40 Gramm Rotkohl oder Weisskohl
40 Gramm Senfkohl
90 Gramm Papaya
120 Gramm geschnittener Spargel
200 ml Mandelmilch (ungesüßt)

Proteine 5g, Fett 3g, Kohlenhydrate 13g, Ballaststoffe 6g, 106 Kcal

Zubereitung

Geben Sie die festen Zutaten in den großen Behälter und drücken Sie alles unter der MAX Linie zusammen. Füllen Sie dann den Behälter mit der jeweiligen Flüssigkeit auf. Schrauben Sie die NutriBullet Extraktor-Klingen an der Oberseite des Behälters an. Drehen Sie den Behältern nun um, verbinden Sie ihn mit der NutriBullet Power Base Basiseinheit und starten Sie den Extraktionsvorgang durch eine Drehung erneut. Extrahieren Sie all das Gute aus den Zutaten bis alles gleichmäßig flüssig ist (rund 20 Sekunden). ***Öffnen und genießen!***

KOHLRÜBEN BLÜTE

Zutaten

80 Gramm Fenchel
90 Gramm Brombeeren
120 Gramm gewürfelte Kohlrübe
200 ml Mandelmilch (ungesüßt)

Proteine 4g, Fett 3g, Kohlenhydrate 13g, Ballaststoffe 10g, 124 Kcal

Zubereitung

Geben Sie die festen Zutaten in den großen Behälter und drücken Sie alles unter der MAX Linie zusammen. Füllen Sie dann den Behälter mit der jeweiligen Flüssigkeit auf. Schrauben Sie die NutriBullet Extraktor-Klingen an der Oberseite des Behälters an. Drehen Sie den Behältern nun um, verbinden Sie ihn mit der NutriBullet Power Base Basiseinheit und starten Sie den Extraktionsvorgang durch eine Drehung erneut. Extrahieren Sie all das Gute aus den Zutaten bis alles gleichmäßig flüssig ist (rund 20 Sekunden). **Öffnen und genießen!**

ROTKOHL BETÖRT PFLAUME

Zutaten

40 Gramm Rucola/Arugura Salat
40 Gramm Rotkohl oder Weisskohl
90 Gramm Pflaumenhälften
120 Gramm geschnittener Spargel
200 ml Wasser

Proteine 4g, Fett 0.5g, Kohlenhydrate 14g, Ballaststoffe 5g, 83 Kcal

Zubereitung

Geben Sie die festen Zutaten in den großen Behälter und drücken Sie alles unter der MAX Linie zusammen. Füllen Sie dann den Behälter mit der jeweiligen Flüssigkeit auf. Schrauben Sie die NutriBullet Extraktor-Klingen an der Oberseite des Behälters an. Drehen Sie den Behältern nun um, verbinden Sie ihn mit der NutriBullet Power Base Basiseinheit und starten Sie den Extraktionsvorgang durch eine Drehung erneut. Extrahieren Sie all das Gute aus den Zutaten bis alles gleichmäßig flüssig ist (rund 20 Sekunden). ***Öffnen und genießen!***

BRUNNENKRESSE HERZT MELONE

Zutaten

40 Gramm Brunnenkresse
40 Gramm Salatblätter
90 Gramm Melonenstücke
120 Gramm gewürfelte Kohlrübe
200 ml Mandelmilch (ungesüßt)

Proteine 4g, Fett 3g, Kohlenhydrate 14g, Ballaststoffe 5g, 104 Kcal

Zubereitung

Geben Sie die festen Zutaten in den großen Behälter und drücken Sie alles unter der MAX Linie zusammen. Füllen Sie dann den Behälter mit der jeweiligen Flüssigkeit auf. Schrauben Sie die NutriBullet Extraktor-Klingen an der Oberseite des Behälters an. Drehen Sie den Behältern nun um, verbinden Sie ihn mit der NutriBullet Power Base Basiseinheit und starten Sie den Extraktionsvorgang durch eine Drehung erneut. Extrahieren Sie all das Gute aus den Zutaten bis alles gleichmäßig flüssig ist (rund 20 Sekunden). **Öffnen und genießen!**

RÜBE-GUAVE WONNE

Zutaten

40 Gramm Senfkohl
40 Gramm Brunnenkresse
90 Gramm Guave
120 Gramm gewürfelte Rüben
200 ml Mandelmilch (ungesüßt)

Proteine 6g, Fett 3g, Kohlenhydrate 15g, Ballaststoffe 8g, 130 Kcal

Zubereitung

Geben Sie die festen Zutaten in den großen Behälter und drücken Sie alles unter der MAX Linie zusammen. Füllen Sie dann den Behälter mit der jeweiligen Flüssigkeit auf. Schrauben Sie die NutriBullet Extraktor-Klingen an der Oberseite des Behälters an. Drehen Sie den Behältern nun um, verbinden Sie ihn mit der NutriBullet Power Base Basiseinheit und starten Sie den Extraktionsvorgang durch eine Drehung erneut. Extrahieren Sie all das Gute aus den Zutaten bis alles gleichmäßig flüssig ist (rund 20 Sekunden). **Öffnen und genießen!**

GRÜNKOHL BROKKOLI

Zutaten

40 Gramm Grünkohl
40 Gramm Brokkoli Röschen
90 Gramm Brombeeren
120 Gramm geschnittene Karotten
200 ml Wasser

Proteine 4g, Fett 0.9g, Kohlenhydrate 15g, Ballaststoffe 10g, 111 Kcal

Zubereitung

Geben Sie die festen Zutaten in den großen Behälter und drücken Sie alles unter der MAX Linie zusammen. Füllen Sie dann den Behälter mit der jeweiligen Flüssigkeit auf. Schrauben Sie die NutriBullet Extraktor-Klingen an der Oberseite des Behälters an. Drehen Sie den Behältern nun um, verbinden Sie ihn mit der NutriBullet Power Base Basiseinheit und starten Sie den Extraktionsvorgang durch eine Drehung erneut. Extrahieren Sie all das Gute aus den Zutaten bis alles gleichmäßig flüssig ist (rund 20 Sekunden). ***Öffnen und genießen!***

SENFKOHL BEGEHRT GRAPEFRUIT

Zutaten

40 Gramm Salatblätter
40 Gramm Senfkohl
90 Gramm Grapefruit-Stücke
120 Gramm geschnittene Karotten
200 ml Wasser

Proteine 3g, Fett 0.6g, Kohlenhydrate 15g, Ballaststoffe 6g, 90 Kcal

Zubereitung

Geben Sie die festen Zutaten in den großen Behälter und drücken Sie alles unter der MAX Linie zusammen. Füllen Sie dann den Behälter mit der jeweiligen Flüssigkeit auf. Schrauben Sie die NutriBullet Extraktor-Klingen an der Oberseite des Behälters an. Drehen Sie den Behältern nun um, verbinden Sie ihn mit der NutriBullet Power Base Basiseinheit und starten Sie den Extraktionsvorgang durch eine Drehung erneut. Extrahieren Sie all das Gute aus den Zutaten bis alles gleichmäßig flüssig ist (rund 20 Sekunden). **Öffnen und genießen!**

MANDARINE KÜSST BLUMENKOHL

Zutaten

80 Gramm Minze
90 Gramm Mandarinenscheiben
120 Gramm geschnittene Blumenkohlrosen
200 ml Mandelmilch (ungesüßt)

Proteine 6g, Fett 3g, Kohlenhydrate 15g, Ballaststoffe 10g, 138 Kcal

Zubereitung

Geben Sie die festen Zutaten in den großen Behälter und drücken Sie alles unter der MAX Linie zusammen. Füllen Sie dann den Behälter mit der jeweiligen Flüssigkeit auf. Schrauben Sie die NutriBullet Extraktor-Klingen an der Oberseite des Behälters an. Drehen Sie den Behältern nun um, verbinden Sie ihn mit der NutriBullet Power Base Basiseinheit und starten Sie den Extraktionsvorgang durch eine Drehung erneut. Extrahieren Sie all das Gute aus den Zutaten bis alles gleichmäßig flüssig ist (rund 20 Sekunden). ***Öffnen und genießen!***

BIRNE UND SALATGURKEN GENUSS

Zutaten

40 Gramm Brokkoli Röschen
40 Gramm Salatblätter
90 Gramm Birnenscheiben
120 Gramm geschnittene Salatgurke
200 ml Wasser

Proteine 3g, Fett 0.6g, Kohlenhydrate 16g, Ballaststoffe 6g, 86 Kcal

Zubereitung

   Geben Sie die festen Zutaten in den großen Behälter und drücken Sie alles unter der MAX Linie zusammen. Füllen Sie dann den Behälter mit der jeweiligen Flüssigkeit auf. Schrauben Sie die NutriBullet Extraktor-Klingen an der Oberseite des Behälters an. Drehen Sie den Behältern nun um, verbinden Sie ihn mit der NutriBullet Power Base Basiseinheit und starten Sie den Extraktionsvorgang durch eine Drehung erneut. Extrahieren Sie all das Gute aus den Zutaten bis alles gleichmäßig flüssig ist (rund 20 Sekunden). ***Öffnen und genießen!***

GRÜNE UTOPIA

Zutaten

40 Gramm Senfkohl
40 Gramm Kohlblätter gezupft
90 Gramm Brombeeren
120 Gramm geschnittene Rote Paprika
200 ml Haselnussmilch

Proteine 5g, Fett 5g, Kohlenhydrate 16g, Ballaststoffe 9g, 153 Kcal

Zubereitung

Geben Sie die festen Zutaten in den großen Behälter und drücken Sie alles unter der MAX Linie zusammen. Füllen Sie dann den Behälter mit der jeweiligen Flüssigkeit auf. Schrauben Sie die NutriBullet Extraktor-Klingen an der Oberseite des Behälters an. Drehen Sie den Behältern nun um, verbinden Sie ihn mit der NutriBullet Power Base Basiseinheit und starten Sie den Extraktionsvorgang durch eine Drehung erneut. Extrahieren Sie all das Gute aus den Zutaten bis alles gleichmäßig flüssig ist (rund 20 Sekunden). ***Öffnen und genießen!***

SALAT UND HIMBEER REICHTUM

Zutaten

80 Gramm Salatblätter
90 Gramm Himbeeren
120 Gramm geschnittene Salatgurke
100 ml Kokosnussmilch
100 ml Griechisches Joghurt

Proteine 7g, Fett 11g, Kohlenhydrate 16g, Ballaststoffe 8g, 219 Kcal

Zubereitung

Geben Sie die festen Zutaten in den großen Behälter und drücken Sie alles unter der MAX Linie zusammen. Füllen Sie dann den Behälter mit der jeweiligen Flüssigkeit auf. Schrauben Sie die NutriBullet Extraktor-Klingen an der Oberseite des Behälters an. Drehen Sie den Behältern nun um, verbinden Sie ihn mit der NutriBullet Power Base Basiseinheit und starten Sie den Extraktionsvorgang durch eine Drehung erneut. Extrahieren Sie all das Gute aus den Zutaten bis alles gleichmäßig flüssig ist (rund 20 Sekunden). ***Öffnen und genießen!***

SPINAT UMARMT MINZE

Zutaten

40 Gramm Spinat
40 Gramm Minze
90 Gramm Himbeeren
120 Gramm geschnittene Schwertbohne
200 ml Haselnussmilch

Proteine 6g, Fett 5g, Kohlenhydrate 16g, Ballaststoffe 13g, 161 Kcal

Zubereitung

Geben Sie die festen Zutaten in den großen Behälter und drücken Sie alles unter der MAX Linie zusammen. Füllen Sie dann den Behälter mit der jeweiligen Flüssigkeit auf. Schrauben Sie die NutriBullet Extraktor-Klingen an der Oberseite des Behälters an. Drehen Sie den Behältern nun um, verbinden Sie ihn mit der NutriBullet Power Base Basiseinheit und starten Sie den Extraktionsvorgang durch eine Drehung erneut. Extrahieren Sie all das Gute aus den Zutaten bis alles gleichmäßig flüssig ist (rund 20 Sekunden). **Öffnen und genießen!**

SPINAT UMSORGT AVOCADO

Zutaten

40 Gramm Spinat
40 Gramm Salatblätter
90 Gramm Avocadostücke
120 Gramm geschnittene Grüne Paprika
100 ml Vollmilch
100 ml Magermilch Crème Fraiche Light

Proteine 8g, Fett 32g, Kohlenhydrate 16g, Ballaststoffe 10g, 417 Kcal

Zubereitung

Geben Sie die festen Zutaten in den großen Behälter und drücken Sie alles unter der MAX Linie zusammen. Füllen Sie dann den Behälter mit der jeweiligen Flüssigkeit auf. Schrauben Sie die NutriBullet Extraktor-Klingen an der Oberseite des Behälters an. Drehen Sie den Behältern nun um, verbinden Sie ihn mit der NutriBullet Power Base Basiseinheit und starten Sie den Extraktionsvorgang durch eine Drehung erneut. Extrahieren Sie all das Gute aus den Zutaten bis alles gleichmäßig flüssig ist (rund 20 Sekunden). ***Öffnen und genießen!***

SENFKOHL TRIFFT APFEL

Zutaten

40 Gramm Minze
40 Gramm Senfkohl
90 Gramm Apfelscheiben
120 Gramm gewürfelte Rüben
200 ml Mandelmilch (ungesüßt)

Proteine 4g, Fett 3g, Kohlenhydrate 17g, Ballaststoffe 8g, 129 Kcal

Zubereitung

Geben Sie die festen Zutaten in den großen Behälter und drücken Sie alles unter der MAX Linie zusammen. Füllen Sie dann den Behälter mit der jeweiligen Flüssigkeit auf. Schrauben Sie die NutriBullet Extraktor-Klingen an der Oberseite des Behälters an. Drehen Sie den Behältern nun um, verbinden Sie ihn mit der NutriBullet Power Base Basiseinheit und starten Sie den Extraktionsvorgang durch eine Drehung erneut. Extrahieren Sie all das Gute aus den Zutaten bis alles gleichmäßig flüssig ist (rund 20 Sekunden). ***Öffnen und genießen!***

MANGO UMSCHMEICHELT SELLERIE

Zutaten

80 Gramm Fenchel
90 Gramm Mangoscheiben
120 Gramm geschnittener Sellerie
200 ml Mandelmilch (ungesüßt)

Proteine 3g, Fett 3g, Kohlenhydrate 17g, Ballaststoffe 7g, 123 Kcal

Zubereitung

Geben Sie die festen Zutaten in den großen Behälter und drücken Sie alles unter der MAX Linie zusammen. Füllen Sie dann den Behälter mit der jeweiligen Flüssigkeit auf. Schrauben Sie die NutriBullet Extraktor-Klingen an der Oberseite des Behälters an. Drehen Sie den Behältern nun um, verbinden Sie ihn mit der NutriBullet Power Base Basiseinheit und starten Sie den Extraktionsvorgang durch eine Drehung erneut. Extrahieren Sie all das Gute aus den Zutaten bis alles gleichmäßig flüssig ist (rund 20 Sekunden). **Öffnen und genießen!**

SENFKOHL UMARMT SALAT

Zutaten

40 Gramm Senfkohl
40 Gramm Salatblätter
90 Gramm Himbeeren
120 Gramm Radieschen
200 ml Vollmilch

Proteine 9g, Fett 8g, Kohlenhydrate 17g, Ballaststoffe 9g, 206 Kcal

Zubereitung

Geben Sie die festen Zutaten in den großen Behälter und drücken Sie alles unter der MAX Linie zusammen. Füllen Sie dann den Behälter mit der jeweiligen Flüssigkeit auf. Schrauben Sie die NutriBullet Extraktor-Klingen an der Oberseite des Behälters an. Drehen Sie den Behältern nun um, verbinden Sie ihn mit der NutriBullet Power Base Basiseinheit und starten Sie den Extraktionsvorgang durch eine Drehung erneut. Extrahieren Sie all das Gute aus den Zutaten bis alles gleichmäßig flüssig ist (rund 20 Sekunden). ***Öffnen und genießen!***

WASSERMELONE TRIFFT RADIESCHEN

Zutaten

40 Gramm Grünkohl
40 Gramm Brokkoli Röschen
90 Gramm Wassermelonenstücke
120 Gramm Radieschen
200 ml Haselnussmilch

Proteine 4g, Fett 4g, Kohlenhydrate 18g, Ballaststoffe 5g, 127 Kcal

Zubereitung

Geben Sie die festen Zutaten in den großen Behälter und drücken Sie alles unter der MAX Linie zusammen. Füllen Sie dann den Behälter mit der jeweiligen Flüssigkeit auf. Schrauben Sie die NutriBullet Extraktor-Klingen an der Oberseite des Behälters an. Drehen Sie den Behältern nun um, verbinden Sie ihn mit der NutriBullet Power Base Basiseinheit und starten Sie den Extraktionsvorgang durch eine Drehung erneut. Extrahieren Sie all das Gute aus den Zutaten bis alles gleichmäßig flüssig ist (rund 20 Sekunden). ***Öffnen und genießen!***

JOHANNISBEEREN UND ROTE BEETE TRINKSALAT

Zutaten

40 Gramm Rotkohl oder Weisskohl
40 Gramm Senfkohl
90 Gramm Johannisbeeren
120 Gramm gewürfelte Rote Beete
200 ml Wasser

Proteine 3g, Fett 0.5g, Kohlenhydrate 18g, Ballaststoffe 9g, 110 Kcal

Zubereitung

Geben Sie die festen Zutaten in den großen Behälter und drücken Sie alles unter der MAX Linie zusammen. Füllen Sie dann den Behälter mit der jeweiligen Flüssigkeit auf. Schrauben Sie die NutriBullet Extraktor-Klingen an der Oberseite des Behälters an. Drehen Sie den Behältern nun um, verbinden Sie ihn mit der NutriBullet Power Base Basiseinheit und starten Sie den Extraktionsvorgang durch eine Drehung erneut. Extrahieren Sie all das Gute aus den Zutaten bis alles gleichmäßig flüssig ist (rund 20 Sekunden). ***Öffnen und genießen!***

FRUCHTIGES KIRSCHEN-RUCOLA CONCERTO

Zutaten

80 Gramm Rucola/Arugura Salat
90 Gramm Kirschen (entkernt)
120 Gramm geschnittene Schwertbohne
200 ml Wasser

Proteine 4g, Fett 0.9g, Kohlenhydrate 18g, Ballaststoffe 6g, 98 Kcal

Zubereitung

Geben Sie die festen Zutaten in den großen Behälter und drücken Sie alles unter der MAX Linie zusammen. Füllen Sie dann den Behälter mit der jeweiligen Flüssigkeit auf. Schrauben Sie die NutriBullet Extraktor-Klingen an der Oberseite des Behälters an. Drehen Sie den Behältern nun um, verbinden Sie ihn mit der NutriBullet Power Base Basiseinheit und starten Sie den Extraktionsvorgang durch eine Drehung erneut. Extrahieren Sie all das Gute aus den Zutaten bis alles gleichmäßig flüssig ist (rund 20 Sekunden). ***Öffnen und genießen!***

KOHL UND SPINAT VEREINIGUNG

Zutaten

40 Gramm Kohlblätter gezupft
40 Gramm Spinat
90 Gramm Papaya
120 Gramm Radieschen
200 ml Haselnussmilch

Proteine 4g, Fett 4g, Kohlenhydrate 18g, Ballaststoffe 6g, 139 Kcal

Zubereitung

Geben Sie die festen Zutaten in den großen Behälter und drücken Sie alles unter der MAX Linie zusammen. Füllen Sie dann den Behälter mit der jeweiligen Flüssigkeit auf. Schrauben Sie die NutriBullet Extraktor-Klingen an der Oberseite des Behälters an. Drehen Sie den Behältern nun um, verbinden Sie ihn mit der NutriBullet Power Base Basiseinheit und starten Sie den Extraktionsvorgang durch eine Drehung erneut. Extrahieren Sie all das Gute aus den Zutaten bis alles gleichmäßig flüssig ist (rund 20 Sekunden). ***Öffnen und genießen!***

BROMBEERE UND SELLERIE WUNDER

Zutaten

40 Gramm Brokkoli Röschen
40 Gramm Salatblätter
90 Gramm Brombeeren
120 Gramm geschnittener Sellerie
100 ml Vollmilch
100 ml Magermilch Crème Fraiche Light

Proteine 7g, Fett 20g, Kohlenhydrate 18g, Ballaststoffe 9g, 311 Kcal

Zubereitung

Geben Sie die festen Zutaten in den großen Behälter und drücken Sie alles unter der MAX Linie zusammen. Füllen Sie dann den Behälter mit der jeweiligen Flüssigkeit auf. Schrauben Sie die NutriBullet Extraktor-Klingen an der Oberseite des Behälters an. Drehen Sie den Behältern nun um, verbinden Sie ihn mit der NutriBullet Power Base Basiseinheit und starten Sie den Extraktionsvorgang durch eine Drehung erneut. Extrahieren Sie all das Gute aus den Zutaten bis alles gleichmäßig flüssig ist (rund 20 Sekunden). ***Öffnen und genießen!***

CLEMENTINE RADISCHEN

Zutaten

40 Gramm Senfkohl
40 Gramm Brunnenkresse
90 Gramm Clementinenscheiben
120 Gramm Radieschen
100 ml Mandelmilch (Ungesüßt)
100 ml Griechisches Joghurt

Proteine 8g, Fett 11g, Kohlenhydrate 18g, Ballaststoffe 4g, 209 Kcal

Zubereitung

Geben Sie die festen Zutaten in den großen Behälter und drücken Sie alles unter der MAX Linie zusammen. Füllen Sie dann den Behälter mit der jeweiligen Flüssigkeit auf. Schrauben Sie die NutriBullet Extraktor-Klingen an der Oberseite des Behälters an. Drehen Sie den Behältern nun um, verbinden Sie ihn mit der NutriBullet Power Base Basiseinheit und starten Sie den Extraktionsvorgang durch eine Drehung erneut. Extrahieren Sie all das Gute aus den Zutaten bis alles gleichmäßig flüssig ist (rund 20 Sekunden). ***Öffnen und genießen!***

FRISCHE VERFÜHRUNG

Zutaten

40 Gramm Rucola/Arugura Salat
40 Gramm Spinat
90 Gramm Brombeeren
120 Gramm Radieschen
200 ml Griechisches Joghurt

Proteine 12g, Fett 20g, Kohlenhydrate 18g, Ballaststoffe 8g, 323 Kcal

Zubereitung

Geben Sie die festen Zutaten in den großen Behälter und drücken Sie alles unter der MAX Linie zusammen. Füllen Sie dann den Behälter mit der jeweiligen Flüssigkeit auf. Schrauben Sie die NutriBullet Extraktor-Klingen an der Oberseite des Behälters an. Drehen Sie den Behältern nun um, verbinden Sie ihn mit der NutriBullet Power Base Basiseinheit und starten Sie den Extraktionsvorgang durch eine Drehung erneut. Extrahieren Sie all das Gute aus den Zutaten bis alles gleichmäßig flüssig ist (rund 20 Sekunden). ***Öffnen und genießen!***

JOHANNISBEER MORGEN

Zutaten

40 Gramm Kohlblätter gezupft
40 Gramm Spinat
90 Gramm Johannisbeeren
120 Gramm geschnittene Rote Paprika
200 ml Kokosnussmilch

Proteine 4g, Fett 3g, Kohlenhydrate 18g, Ballaststoffe 9g, 141 Kcal

Zubereitung

Geben Sie die festen Zutaten in den großen Behälter und drücken Sie alles unter der MAX Linie zusammen. Füllen Sie dann den Behälter mit der jeweiligen Flüssigkeit auf. Schrauben Sie die NutriBullet Extraktor-Klingen an der Oberseite des Behälters an. Drehen Sie den Behältern nun um, verbinden Sie ihn mit der NutriBullet Power Base Basiseinheit und starten Sie den Extraktionsvorgang durch eine Drehung erneut. Extrahieren Sie all das Gute aus den Zutaten bis alles gleichmäßig flüssig ist (rund 20 Sekunden). ***Öffnen und genießen!***

SENFKOHL LIEBT MELONE

Zutaten

40 Gramm Spinat
40 Gramm Senfkohl
90 Gramm Melonenstücke
120 Gramm geschnittene Schwertbohne
200 ml Haselnussmilch

Proteine 5g, Fett 4g, Kohlenhydrate 18g, Ballaststoffe 5g, 134 Kcal

Zubereitung

Geben Sie die festen Zutaten in den großen Behälter und drücken Sie alles unter der MAX Linie zusammen. Füllen Sie dann den Behälter mit der jeweiligen Flüssigkeit auf. Schrauben Sie die NutriBullet Extraktor-Klingen an der Oberseite des Behälters an. Drehen Sie den Behältern nun um, verbinden Sie ihn mit der NutriBullet Power Base Basiseinheit und starten Sie den Extraktionsvorgang durch eine Drehung erneut. Extrahieren Sie all das Gute aus den Zutaten bis alles gleichmäßig flüssig ist (rund 20 Sekunden). ***Öffnen und genießen!***

SENFKOHL BEGEHRT JOHANNISBEERE

Zutaten

40 Gramm Grünkohl
40 Gramm Brokkoli Röschen
90 Gramm Wassermelonenstücke
120 Gramm Radieschen
200 ml Haselnussmilch

Proteine 4g, Fett 4g, Kohlenhydrate 18g, Ballaststoffe 5g, 127 Kcal

Zubereitung

Geben Sie die festen Zutaten in den großen Behälter und drücken Sie alles unter der MAX Linie zusammen. Füllen Sie dann den Behälter mit der jeweiligen Flüssigkeit auf. Schrauben Sie die NutriBullet Extraktor-Klingen an der Oberseite des Behälters an. Drehen Sie den Behältern nun um, verbinden Sie ihn mit der NutriBullet Power Base Basiseinheit und starten Sie den Extraktionsvorgang durch eine Drehung erneut. Extrahieren Sie all das Gute aus den Zutaten bis alles gleichmäßig flüssig ist (rund 20 Sekunden). ***Öffnen und genießen!***

FENCHEL HERZT GUAVE

Zutaten

40 Gramm Grünkohl
40 Gramm Brokkoli Röschen
90 Gramm Wassermelonenstücke
120 Gramm Radieschen
200 ml Haselnussmilch

Proteine 4g, Fett 4g, Kohlenhydrate 18g, Ballaststoffe 5g, 127 Kcal

Zubereitung

Geben Sie die festen Zutaten in den großen Behälter und drücken Sie alles unter der MAX Linie zusammen. Füllen Sie dann den Behälter mit der jeweiligen Flüssigkeit auf. Schrauben Sie die NutriBullet Extraktor-Klingen an der Oberseite des Behälters an. Drehen Sie den Behältern nun um, verbinden Sie ihn mit der NutriBullet Power Base Basiseinheit und starten Sie den Extraktionsvorgang durch eine Drehung erneut. Extrahieren Sie all das Gute aus den Zutaten bis alles gleichmäßig flüssig ist (rund 20 Sekunden). ***Öffnen und genießen!***

FRISCHER NEKTAR

Zutaten

80 Gramm Brokkoli Röschen
90 Gramm Grapefruit-Stücke
120 Gramm geschnittene Schwertbohne
200 ml Kokosnussmilch

Proteine 5g, Fett 3g, Kohlenhydrate 19g, Ballaststoffe 6g, 126 Kcal

Zubereitung

Geben Sie die festen Zutaten in den großen Behälter und drücken Sie alles unter der MAX Linie zusammen. Füllen Sie dann den Behälter mit der jeweiligen Flüssigkeit auf. Schrauben Sie die NutriBullet Extraktor-Klingen an der Oberseite des Behälters an. Drehen Sie den Behältern nun um, verbinden Sie ihn mit der NutriBullet Power Base Basiseinheit und starten Sie den Extraktionsvorgang durch eine Drehung erneut. Extrahieren Sie all das Gute aus den Zutaten bis alles gleichmäßig flüssig ist (rund 20 Sekunden). ***Öffnen und genießen!***

BROKKOLI UND WASSERMELONEN PATENTREZEPT

Zutaten

40 Gramm Brokkoli Röschen
40 Gramm Rotkohl oder Weisskohl
90 Gramm Wassermelonenstücke
120 Gramm geschnittene Grüne Paprika
200 ml Kokosnussmilch

Proteine 3g, Fett 2g, Kohlenhydrate 19g, Ballaststoffe 4g, 117 Kcal

Zubereitung

Geben Sie die festen Zutaten in den großen Behälter und drücken Sie alles unter der MAX Linie zusammen. Füllen Sie dann den Behälter mit der jeweiligen Flüssigkeit auf. Schrauben Sie die NutriBullet Extraktor-Klingen an der Oberseite des Behälters an. Drehen Sie den Behältern nun um, verbinden Sie ihn mit der NutriBullet Power Base Basiseinheit und starten Sie den Extraktionsvorgang durch eine Drehung erneut. Extrahieren Sie all das Gute aus den Zutaten bis alles gleichmäßig flüssig ist (rund 20 Sekunden). ***Öffnen und genießen!***

FENCHEL FESTIVAL

Zutaten

40 Gramm Senfkohl
40 Gramm Fenchel
90 Gramm Johannisbeeren
120 Gramm geschnittener Sellerie
100 ml Haselnussmilch
100 ml Griechisches Joghurt

Proteine 7g, Fett 12g, Kohlenhydrate 19g, Ballaststoffe 8g, 232 Kcal

Zubereitung

   Geben Sie die festen Zutaten in den großen Behälter und drücken Sie alles unter der MAX Linie zusammen. Füllen Sie dann den Behälter mit der jeweiligen Flüssigkeit auf. Schrauben Sie die NutriBullet Extraktor-Klingen an der Oberseite des Behälters an. Drehen Sie den Behältern nun um, verbinden Sie ihn mit der NutriBullet Power Base Basiseinheit und starten Sie den Extraktionsvorgang durch eine Drehung erneut. Extrahieren Sie all das Gute aus den Zutaten bis alles gleichmäßig flüssig ist (rund 20 Sekunden). **Öffnen und genießen!**

SALAT UND MANDARINEN WASSERFALL

Zutaten

80 Gramm Salatblätter
90 Gramm Mandarinenscheiben
120 Gramm geschnittener Spargel
100 ml Mandelmilch (Ungesüßt)
100 ml Griechisches Joghurt

Proteine 9g, Fett 11g, Kohlenhydrate 19g, Ballaststoffe 6g, 223 Kcal

Zubereitung

Geben Sie die festen Zutaten in den großen Behälter und drücken Sie alles unter der MAX Linie zusammen. Füllen Sie dann den Behälter mit der jeweiligen Flüssigkeit auf. Schrauben Sie die NutriBullet Extraktor-Klingen an der Oberseite des Behälters an. Drehen Sie den Behältern nun um, verbinden Sie ihn mit der NutriBullet Power Base Basiseinheit und starten Sie den Extraktionsvorgang durch eine Drehung erneut. Extrahieren Sie all das Gute aus den Zutaten bis alles gleichmäßig flüssig ist (rund 20 Sekunden). **Öffnen und genießen!**

ROTKOHL UND MINZE ÜBERFLUSS

Zutaten

40 Gramm Rotkohl oder Weisskohl
40 Gramm Minze
90 Gramm Himbeeren
120 Gramm gewürfelte Kohlrübe
100 ml Mandelmilch (Ungesüßt)
100 ml Griechisches Joghurt

Proteine 8g, Fett 12g, Kohlenhydrate 19g, Ballaststoffe 12g, 249 Kcal

Zubereitung

Geben Sie die festen Zutaten in den großen Behälter und drücken Sie alles unter der MAX Linie zusammen. Füllen Sie dann den Behälter mit der jeweiligen Flüssigkeit auf. Schrauben Sie die NutriBullet Extraktor-Klingen an der Oberseite des Behälters an. Drehen Sie den Behältern nun um, verbinden Sie ihn mit der NutriBullet Power Base Basiseinheit und starten Sie den Extraktionsvorgang durch eine Drehung erneut. Extrahieren Sie all das Gute aus den Zutaten bis alles gleichmäßig flüssig ist (rund 20 Sekunden). ***Öffnen und genießen!***

FEIGE UND TOMATE FESTIVAL

Zutaten

40 Gramm Rucola/Arugura Salat
40 Gramm Spinat
90 Gramm geschälte Feigne
120 Gramm geschnittene Tomaten
200 ml Mandelmilch (ungesüßt)

Proteine 4g, Fett 3g, Kohlenhydrate 19g, Ballaststoffe 6g, 129 Kcal

Zubereitung

    Geben Sie die festen Zutaten in den großen Behälter und drücken Sie alles unter der MAX Linie zusammen. Füllen Sie dann den Behälter mit der jeweiligen Flüssigkeit auf. Schrauben Sie die NutriBullet Extraktor-Klingen an der Oberseite des Behälters an. Drehen Sie den Behältern nun um, verbinden Sie ihn mit der NutriBullet Power Base Basiseinheit und starten Sie den Extraktionsvorgang durch eine Drehung erneut. Extrahieren Sie all das Gute aus den Zutaten bis alles gleichmäßig flüssig ist (rund 20 Sekunden). ***Öffnen und genießen!***

SPINAT UND SALAT BLOCKBUSTER

Zutaten

40 Gramm Spinat
40 Gramm Salatblätter
90 Gramm Clementinenscheiben
120 Gramm geschnittene Blumenkohlrosen
200 ml Kokosnussmilch

Proteine 5g, Fett 3g, Kohlenhydrate 19g, Ballaststoffe 6g, 128 Kcal

Zubereitung

Geben Sie die festen Zutaten in den großen Behälter und drücken Sie alles unter der MAX Linie zusammen. Füllen Sie dann den Behälter mit der jeweiligen Flüssigkeit auf. Schrauben Sie die NutriBullet Extraktor-Klingen an der Oberseite des Behälters an. Drehen Sie den Behältern nun um, verbinden Sie ihn mit der NutriBullet Power Base Basiseinheit und starten Sie den Extraktionsvorgang durch eine Drehung erneut. Extrahieren Sie all das Gute aus den Zutaten bis alles gleichmäßig flüssig ist (rund 20 Sekunden). ***Öffnen und genießen!***

BROMBEERE UND SALATGURKE TANZ

Zutaten

40 Gramm Minze
40 Gramm Rotkohl oder Weisskohl
90 Gramm Brombeeren
120 Gramm geschnittene Salatgurke
200 ml Griechisches Joghurt

Proteine 12g, Fett 20g, Kohlenhydrate 19g, Ballaststoffe 9g, 333 Kcal

Zubereitung

Geben Sie die festen Zutaten in den großen Behälter und drücken Sie alles unter der MAX Linie zusammen. Füllen Sie dann den Behälter mit der jeweiligen Flüssigkeit auf. Schrauben Sie die NutriBullet Extraktor-Klingen an der Oberseite des Behälters an. Drehen Sie den Behältern nun um, verbinden Sie ihn mit der NutriBullet Power Base Basiseinheit und starten Sie den Extraktionsvorgang durch eine Drehung erneut. Extrahieren Sie all das Gute aus den Zutaten bis alles gleichmäßig flüssig ist (rund 20 Sekunden). ***Öffnen und genießen!***

RUCOLA UND PAPAYA REISE

Zutaten

80 Gramm Rucola/Arugura Salat
90 Gramm Papaya
120 Gramm geschnittene Salatgurke
100 ml Kokosnussmilch
100 ml Griechisches Joghurt

Proteine 7g, Fett 11g, Kohlenhydrate 19g, Ballaststoffe 3g, 210 Kcal

Zubereitung

Geben Sie die festen Zutaten in den großen Behälter und drücken Sie alles unter der MAX Linie zusammen. Füllen Sie dann den Behälter mit der jeweiligen Flüssigkeit auf. Schrauben Sie die NutriBullet Extraktor-Klingen an der Oberseite des Behälters an. Drehen Sie den Behältern nun um, verbinden Sie ihn mit der NutriBullet Power Base Basiseinheit und starten Sie den Extraktionsvorgang durch eine Drehung erneut. Extrahieren Sie all das Gute aus den Zutaten bis alles gleichmäßig flüssig ist (rund 20 Sekunden). ***Öffnen und genießen!***

RUCOLA UMSORGT PFIRSICH

Zutaten

40 Gramm Brokkoli Röschen
40 Gramm Rucola/Arugura Salat
90 Gramm Pfirsichscheiben
120 Gramm geschnittene Salatgurke
100 ml Kokosnussmilch
100 ml Griechisches Joghurt

Proteine 7g, Fett 11g, Kohlenhydrate 19g, Ballaststoffe 4g, 214 Kcal

Zubereitung

Geben Sie die festen Zutaten in den großen Behälter und drücken Sie alles unter der MAX Linie zusammen. Füllen Sie dann den Behälter mit der jeweiligen Flüssigkeit auf. Schrauben Sie die NutriBullet Extraktor-Klingen an der Oberseite des Behälters an. Drehen Sie den Behältern nun um, verbinden Sie ihn mit der NutriBullet Power Base Basiseinheit und starten Sie den Extraktionsvorgang durch eine Drehung erneut. Extrahieren Sie all das Gute aus den Zutaten bis alles gleichmäßig flüssig ist (rund 20 Sekunden). ***Öffnen und genießen!***

AVOCADO BETÖRT SÜßGRAS

Zutaten

80 Gramm Fenchel
90 Gramm Avocadostücke
120 Gramm geschnittenes Süßgras
100 ml Mandelmilch (Ungesüßt)
100 ml Griechisches Joghurt

Proteine 9g, Fett 24g, Kohlenhydrate 19g, Ballaststoffe 11g, 357 Kcal

Zubereitung

Geben Sie die festen Zutaten in den großen Behälter und drücken Sie alles unter der MAX Linie zusammen. Füllen Sie dann den Behälter mit der jeweiligen Flüssigkeit auf. Schrauben Sie die NutriBullet Extraktor-Klingen an der Oberseite des Behälters an. Drehen Sie den Behältern nun um, verbinden Sie ihn mit der NutriBullet Power Base Basiseinheit und starten Sie den Extraktionsvorgang durch eine Drehung erneut. Extrahieren Sie all das Gute aus den Zutaten bis alles gleichmäßig flüssig ist (rund 20 Sekunden). ***Öffnen und genießen!***

ANANAS FIESTA

Zutaten

40 Gramm Salatblätter
40 Gramm Spinat
90 Gramm Ananasstücke
120 Gramm gewürfelte Rote Beete
200 ml Wasser

Proteine 4g, Fett 0.6g, Kohlenhydrate 20g, Ballaststoffe 6g, 112 Kcal

Zubereitung

Geben Sie die festen Zutaten in den großen Behälter und drücken Sie alles unter der MAX Linie zusammen. Füllen Sie dann den Behälter mit der jeweiligen Flüssigkeit auf. Schrauben Sie die NutriBullet Extraktor-Klingen an der Oberseite des Behälters an. Drehen Sie den Behältern nun um, verbinden Sie ihn mit der NutriBullet Power Base Basiseinheit und starten Sie den Extraktionsvorgang durch eine Drehung erneut. Extrahieren Sie all das Gute aus den Zutaten bis alles gleichmäßig flüssig ist (rund 20 Sekunden). ***Öffnen und genießen!***

GUAVE-SPARGEL EXPLOSION

Zutaten

40 Gramm Senfkohl
40 Gramm Minze
90 Gramm Guave
120 Gramm geschnittener Spargel
100 ml Haselnussmilch
100 ml Griechisches Joghurt

Proteine 11g, Fett 12g, Kohlenhydrate 20g, Ballaststoffe 11g, 262 Kcal

Zubereitung

Geben Sie die festen Zutaten in den großen Behälter und drücken Sie alles unter der MAX Linie zusammen. Füllen Sie dann den Behälter mit der jeweiligen Flüssigkeit auf. Schrauben Sie die NutriBullet Extraktor-Klingen an der Oberseite des Behälters an. Drehen Sie den Behältern nun um, verbinden Sie ihn mit der NutriBullet Power Base Basiseinheit und starten Sie den Extraktionsvorgang durch eine Drehung erneut. Extrahieren Sie all das Gute aus den Zutaten bis alles gleichmäßig flüssig ist (rund 20 Sekunden). ***Öffnen und genießen!***

PFIRSICH SONNENUNTERGANG

Zutaten

40 Gramm Minze
40 Gramm Rucola/Arugura Salat
90 Gramm Pfirsichscheiben
120 Gramm gewürfelte Kohlrübe
200 ml Kokosnussmilch

Proteine 4g, Fett 3g, Kohlenhydrate 20g, Ballaststoffe 7g, 133 Kcal

Zubereitung

Geben Sie die festen Zutaten in den großen Behälter und drücken Sie alles unter der MAX Linie zusammen. Füllen Sie dann den Behälter mit der jeweiligen Flüssigkeit auf. Schrauben Sie die NutriBullet Extraktor-Klingen an der Oberseite des Behälters an. Drehen Sie den Behältern nun um, verbinden Sie ihn mit der NutriBullet Power Base Basiseinheit und starten Sie den Extraktionsvorgang durch eine Drehung erneut. Extrahieren Sie all das Gute aus den Zutaten bis alles gleichmäßig flüssig ist (rund 20 Sekunden). **Öffnen und genießen!**

KIWI-TOMATEN EXTRAKT

Zutaten

40 Gramm Salatblätter
40 Gramm Brunnenkresse
90 Gramm Kiwischeiben
120 Gramm geschnittene Tomaten
200 ml Kokosnussmilch

Proteine 4g, Fett 3g, Kohlenhydrate 20g, Ballaststoffe 5g, 127 Kcal

Zubereitung

Geben Sie die festen Zutaten in den großen Behälter und drücken Sie alles unter der MAX Linie zusammen. Füllen Sie dann den Behälter mit der jeweiligen Flüssigkeit auf. Schrauben Sie die NutriBullet Extraktor-Klingen an der Oberseite des Behälters an. Drehen Sie den Behältern nun um, verbinden Sie ihn mit der NutriBullet Power Base Basiseinheit und starten Sie den Extraktionsvorgang durch eine Drehung erneut. Extrahieren Sie all das Gute aus den Zutaten bis alles gleichmäßig flüssig ist (rund 20 Sekunden). ***Öffnen und genießen!***

AVOCADO UND ROTER PAPRIKA KREATION

Zutaten

80 Gramm Rotkohl oder Weisskohl
90 Gramm Avocadostücke
120 Gramm geschnittene Rote Paprika
200 ml Vollmilch

Proteine 11g, Fett 21g, Kohlenhydrate 20g, Ballaststoffe 10g, 334 Kcal

Zubereitung

Geben Sie die festen Zutaten in den großen Behälter und drücken Sie alles unter der MAX Linie zusammen. Füllen Sie dann den Behälter mit der jeweiligen Flüssigkeit auf. Schrauben Sie die NutriBullet Extraktor-Klingen an der Oberseite des Behälters an. Drehen Sie den Behältern nun um, verbinden Sie ihn mit der NutriBullet Power Base Basiseinheit und starten Sie den Extraktionsvorgang durch eine Drehung erneut. Extrahieren Sie all das Gute aus den Zutaten bis alles gleichmäßig flüssig ist (rund 20 Sekunden). **Öffnen und genießen!**

MINZE UND NEKTARINE ELIXIER

Zutaten

80 Gramm Minze
90 Gramm Nektarinenstücke
120 Gramm geschnittene Zucchini
100 ml Kokosnussmilch
100 ml Griechisches Joghurt

Proteine 9g, Fett 12g, Kohlenhydrate 20g, Ballaststoffe 8g, 240 Kcal

Zubereitung

Geben Sie die festen Zutaten in den großen Behälter und drücken Sie alles unter der MAX Linie zusammen. Füllen Sie dann den Behälter mit der jeweiligen Flüssigkeit auf. Schrauben Sie die NutriBullet Extraktor-Klingen an der Oberseite des Behälters an. Drehen Sie den Behältern nun um, verbinden Sie ihn mit der NutriBullet Power Base Basiseinheit und starten Sie den Extraktionsvorgang durch eine Drehung erneut. Extrahieren Sie all das Gute aus den Zutaten bis alles gleichmäßig flüssig ist (rund 20 Sekunden). ***Öffnen und genießen!***

SPINAT UMSCHMEICHELT ROTE TRAUBEN

Zutaten

40 Gramm Fenchel
40 Gramm Spinat
90 Gramm Rote Trauben
120 Gramm geschnittener Spargel
200 ml Wasser

Proteine 5g, Fett 0.5g, Kohlenhydrate 20g, Ballaststoffe 5g, 107 Kcal

Zubereitung

Geben Sie die festen Zutaten in den großen Behälter und drücken Sie alles unter der MAX Linie zusammen. Füllen Sie dann den Behälter mit der jeweiligen Flüssigkeit auf. Schrauben Sie die NutriBullet Extraktor-Klingen an der Oberseite des Behälters an. Drehen Sie den Behältern nun um, verbinden Sie ihn mit der NutriBullet Power Base Basiseinheit und starten Sie den Extraktionsvorgang durch eine Drehung erneut. Extrahieren Sie all das Gute aus den Zutaten bis alles gleichmäßig flüssig ist (rund 20 Sekunden). ***Öffnen und genießen!***

WEITERE ERFOLGREICHE REZEPTBÜCHER

Nicht nur im Low Carb Bereich haben wir hunderte kreative und leckere Rezepte für Mixer und Nutribullet erstellt. Für eine Vielzahl an tollen Ideen für die ganze Familie bestellen Sie sich noch heute die „NutriBullet Rezept Bibel". Sie wollen gesund, einfach und nachhaltig abnemhen? Probieren Sie die 5:2 Diät. Eine ausführliche Anleitung und fantastische Rezepte zur Unterstützung finden Sie im „Das 5:2 Diät NutriBullet Rezept Buch". Wer im Bereich Zucker und Diabetes achtgeben muss findet alles im „NutriBullet Rezeptbuch für Diabetiker".

Besuchen Sie uns auch auf Facebook und werden Sie Fan: Verlag Reziprok – Ernährung bewusst!